病態生理をひとつひとつわかりやすく。

JN028568

本書の使い方

- 2ページごとに学習をまとめています。
- 巻末の「さくいん」を活用して、学習したい項目から読んでも大丈夫です。

①「大事な用語」では学びのキーワードをピックアップしています

③イラストは、おもに病態や解剖についてビジュアルで解説しています

---

15 大腸の解剖生理

消化器疾患⑦

☑ **大事な用語**
▶ 早期大腸がん　進行大腸がん　粘膜　消化　吸収　蠕動運動

原発性大腸がんとは、大腸の粘膜上皮細胞が制御をはずれて増殖・腫瘍化したものです。進行度によって早期大腸がんと進行大腸がんがあります。

①大腸ってなに?

大腸は、消化管の最後の部分で、盲腸、上行結腸、横行結腸、下行結腸、S状結腸、直腸からなり、肛門へと続いています。

【はたらき】

大腸は、おもに糞便形成と水・電解質の吸収を行います。食事後、体内に入ってきた食塊は、胃・小腸を通過していく間に機械的消化や化学的消化によって細かく分解されて粥になり、その栄養分のほとんどは小腸で吸収されます。

大腸には、消化できなかった食物残渣と水・電解質を含むむ粥が入ってきます。大腸に生息している多くの細菌により、粥はさらに分解され、水・電解質が再吸収されます。

そして、小腸から入ってきたときには液状だった内容物を順々に固形化し、糞便を形成していきます。

大腸の構造と糞便形成

（図：横行結腸、上行結腸、結腸ヒモ、下行結腸、回腸末端、S状結腸、盲腸、虫垂、直腸、肛門、半液状、液状、半粥状、粥状、固形状、硬い固形状）

②大腸の粘膜の構造とはたらきは?

大腸内の粘膜上皮は、消化吸収機能をもつ吸収上皮細胞ですが、微絨毛はほとんど見られず、滑らかな粘膜です。

粘膜上皮と粘膜固有層は大きめのひだを形成し、深く切れ込んだ谷底（陰窩）があり、多くの杯細胞が粘液を分泌しています。

【粘膜】

粘液は、硬くなっていく便塊に滑らかさを与え、大腸の粘膜を保護しています。また、陰窩には微絨毛を有する吸収上皮細胞が多く存在し、水や電解質の再吸収を担っています。

（図：吸収上皮細胞、微絨毛、陰窩、粘膜固有層）

【筋肉】

大腸の筋肉は、内輪筋層と外縦走筋層で構成されています。盲腸からS状結腸までを全周性に分布する外縦走筋層が3か所に集まって、結腸ヒモとよばれる3条の帯を形成しています。

【運動】

大腸では、小腸と同じく粥を混ぜ合わせる混合運動（分節運動）と、直腸方向へと移送する蠕動運動が行われています。大腸の混合運動は、輪状筋と結腸ヒモが同時に収縮し、小腸と違って非常にゆっくりで、かつ大きく環状に収縮します。これを隆起形成（ハウストレーション）といいます。

看護に役立つ　蠕動運動と排便のしくみ

1日に1〜2度、おおむね朝食後の時間帯に、総蠕動と呼ばれる蠕動運動が起こります。これは結腸上流から下流へとび粥（便塊）を押しやる収縮と弛緩で、直腸に達すると便意をもよおし、排泄されます。

034　　035

②文章を読み、イラストでさらに理解を深めましょう

④「看護に役立つ」では、臨床現場の視点でその内容を解説しています

病態生理を学ぶ仲間たち

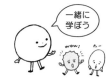

好奇心旺盛な
門下生

一緒に学ぼう
wow!　ホー

ストイックな
天才系師匠

学びをアシスト!
心やさしき守り人

オシャレと食べることが
好きなムードメーカー

身体の平和を願う
妖精

もくじ

01 呼吸器の解剖生理1：気道と肺

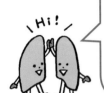

　呼吸不全とは簡単に言うと、呼吸機能が何らかの原因で障害されて、呼吸がうまく行えなくなることです。

　呼吸はご存じのとおり、「息を吸って・息を吐くこと」ですね。これを私たちは無意識に繰り返していますが、実はこの「呼吸」をするために身体のなかで行われているしくみはちょっと複雑です。

　まずは、呼吸不全の病態を知るために、①呼吸器、②肺、③呼吸のための骨と筋をひとつひとつ説明しましょう！

①呼吸器ってなに？

　呼吸器は大きく分けて、取り込まれた空気の通り道である「気道」と、ガス交換を行う場である「肺」からなります。まずは「気道」からみていきましょうか。

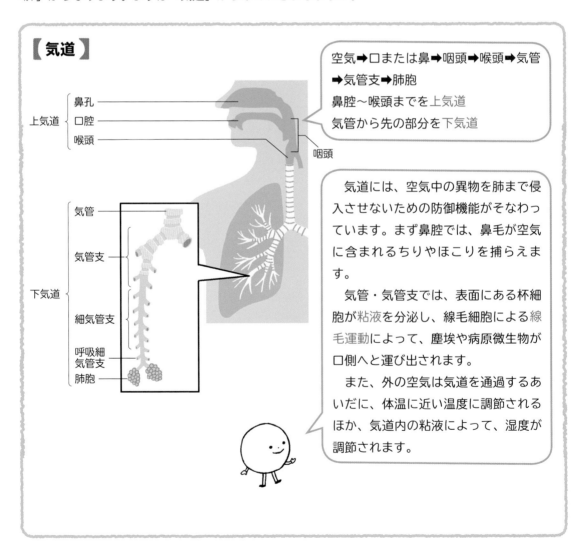

【気道】

上気道
鼻孔
口腔
喉頭

下気道
気管
気管支
細気管支
呼吸細気管支
肺胞

咽頭

空気➡口または鼻➡咽頭➡喉頭➡気管➡気管支➡肺胞
鼻腔～喉頭までを上気道
気管から先の部分を下気道

　気道には、空気中の異物を肺まで侵入させないための防御機能がそなわっています。まず鼻腔では、鼻毛が空気に含まれるちりやほこりを捕らえます。

　気管・気管支では、表面にある杯細胞が粘液を分泌し、線毛細胞による線毛運動によって、塵埃や病原微生物が口側へと運び出されます。

　また、外の空気は気道を通過するあいだに、体温に近い温度に調節されるほか、気道内の粘液によって、湿度が調節されます。

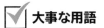
②肺のしくみは?

　気管は2本の気管支に分かれ、気管支はさらに細かく枝分かれして細気管支となり、その末端では小さな袋状の肺胞になります。

　肺胞の周囲には、肺動脈から流れてきて、肺静脈へと続いていく毛細血管が走行しています。肺動脈側からは、全身から戻ってきた、二酸化炭素(CO_2)を多く含む静脈血が流れています。

　ガスには、分圧の高い方向から低い方向に移動する、拡散という性質があるため、肺胞内の酸素(O_2)は、毛細血管へ移動します。代わりに、毛細血管内の二酸化炭素が、肺胞内へ入ってきます。これをガス交換といいます。

　酸素を多く得た血液は動脈血となり、肺静脈から左心へと流れ、全身へと流れていきます。一方、肺胞に入った二酸化炭素は、気道に戻り、呼気として口・鼻から体外に排出されます。

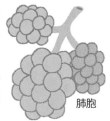

肺胞

【 **肺** 】

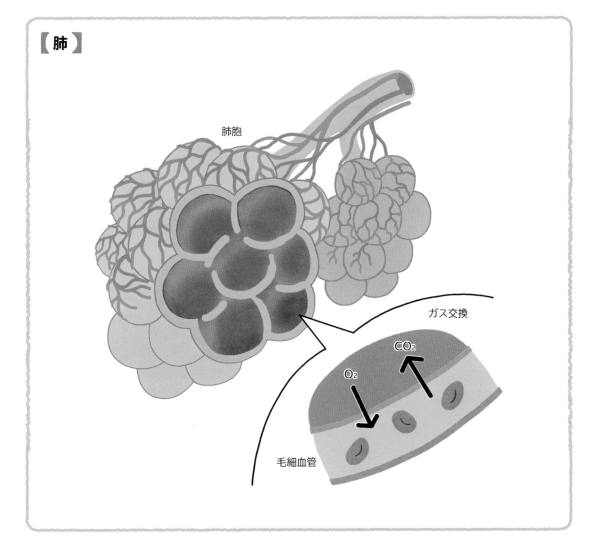

肺胞

ガス交換

CO_2

O_2

毛細血管

02 呼吸器の解剖生理2：筋肉

①呼吸のための骨と筋のしくみは？

　肺胞は弾力に富んだ組織でできていて、吸気時にふくらみ、呼気時にしぼみます。ただし、肺胞自体が運動するのではなく、胸腔内の圧力に応じて伸び縮みしています。

【 呼吸筋群 】

　呼吸に関係する筋肉には、肋骨にくっついている外肋間筋、内肋間筋、胸郭の下部に位置する横隔膜があります。

　肺そのものには筋肉はありません。外肋間筋、内肋間筋、横隔膜の３つが収縮したり弛緩したりすることで胸郭が広がります。その結果、肺も広がります。

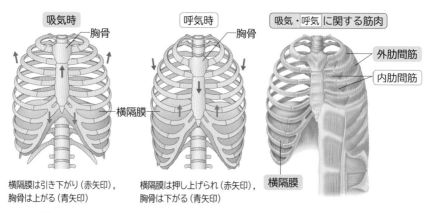

吸気時　胸骨

呼気時　胸骨

吸気・呼気 に関する筋肉

外肋間筋

内肋間筋

横隔膜

横隔膜は引き下がり（赤矢印），
胸骨は上がる（青矢印）

横隔膜は押し上げられ（赤矢印），
胸骨は下がる（青矢印）

横隔膜

【 吸気と呼気 】

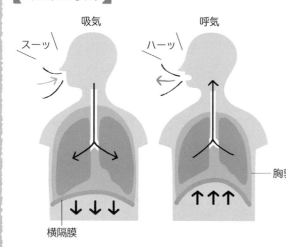

吸気　スーッ

呼気　ハーッ

横隔膜

胸郭

　吸気時には、横隔膜が下がり、胸郭が上がります。すると胸腔内の容積が増大して、胸腔内圧は下がり、肺胞はふくらんで吸気が流入します。

　一方、呼気時には、横隔膜が上がり、胸郭が下がります。すると胸腔内の容積は減少して、胸腔内圧は上がり、肺胞はしぼんで呼気が排出されます。

　呼吸運動は、胸腔内の圧力が変化することで生じます。

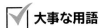
【 肺がふくらむ・しぼむ（弾性とコンプライアンス）】

　肺には、たえず縮もうとする性質があり、これを「弾性」といいます。たえず縮もうとしているため、肺は大気のもとでは、しぼんでしまいます。そのため、胸腔内は大気よりやや低い圧力（陰圧）になっています。

　この状態から胸郭を広げると、さらに圧が下がり、肺がふくらんで吸気が発生するわけです。

　このときの肺のふくらみやすさをコンプライアンスといいます。コンプライアンスが高ければ、肺はふくらみやすいということです。

【 内呼吸と外呼吸 】

　生体内にある細胞が活動するためには、エネルギー（ATP）が必要です。細胞は、グルコースを燃焼させてATPを産生します。

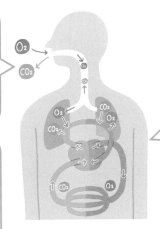

　燃焼には酸素を必要とし、燃焼したあとには二酸化炭素が発生します。そこで細胞は、血液中の赤血球から酸素を受け取り、かわりに二酸化炭素をわたします。こうした、細胞における酸素と二酸化炭素のやり取りを、内呼吸といいます。

　一方、赤血球は、肺胞周囲の毛細血管において、肺胞から酸素を受け取り、二酸化炭素をわたします。こうした、肺における酸素と二酸化炭素のやりとりを外呼吸といいます。

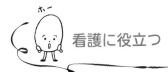 看護に役立つ　ATPって？

ATPとはアデノシン三リン酸のことで、筋肉の収縮など生命活動で利用されるエネルギーの貯蔵・利用にかかわります。生体のエネルギー通貨と呼ばれます。

　以上が呼吸の仕組みでした。それでは、次ページから呼吸不全の病態を説明しましょう。

　呼吸不全とは、先ほど勉強した呼吸の機能が低下することです。それが起こるのはどんなときでしょうか？

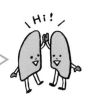

03 呼吸不全の病態生理

①呼吸不全の病態生理

呼吸は、

①肺胞内の空気が定期的に入れ換えられていること

②肺胞と毛細血管との間でガス交換が行われていること

で成立しています。

この過程が障害されるのは、肺まで空気を取り込めない「換気障害」と、肺で酸素と二酸化炭素を交換できない「ガス交換障害」の2つが考えられます。

換気障害	①肺がふくらまない→拘束性換気障害 肺は弾力に富んだ組織でできています。しかし、組織に異常が起こって硬くなると、肺がふくらまず、空気が入っていきません。同時に、肺の中にある空気も、外に出ていけなくなります。これを、拘束性換気障害といいます。	②気道が閉塞している→閉塞性換気障害 気管支にも弾力があり、通常、息を吐くときには拡張します。しかし、この気管支に狭窄・閉塞が起こると、息が吐きにくくなります。これを、閉塞性換気障害といいます。
ガス交換障害	③肺胞と毛細血管とのあいだに障害がある →拡散障害 肺まで空気を取り込むことができても、酸素が肺胞から毛細血管内へ移動できなければ、生体内の必要な場所まで酸素を届けることができません。また、全身から肺動脈へ届けられた二酸化炭素も、肺胞内へ移動することができません。肺胞と毛細血管のあいだの組織が肥厚している、また、肺胞と毛細血管のあいだに水が溜まっている、といったことが原因です。	④肺胞周囲の毛細血管の血流が障害されている →循環障害 肺胞周囲の毛細血管での血流が障害された場合も、ガス交換ができなくなります。

【換気障害】

肺がふくらまない、気道が閉塞している、状態で、肺の空気が入れ換えられないことです。

☑**間質性肺炎**

肺の間質（血管内皮細胞と基底膜で囲まれた部分）が線維化する疾患です。発症当初は肺胞と毛細血管のあいだが厚くなることによって、拡散障害によるガス交換障害が起こります。進行すると肺胞が硬くなり、息を吸うことも吐くことも難しい、拘束性換気障害（肺胞換気障害）となります。

☑**慢性気管支炎**

気管支の慢性炎症により気道内分泌物が増加し、気管支の狭窄・閉塞が起こる疾患です。気管支が呼気時に拡張しないため、息を吐き出しにくくなります。

症状は、喀痰、咳嗽がみられます。60歳以上に多く、喫煙などの外的刺激が原因となって生じます。

☑**肺気腫**

細気管支と肺胞が破壊されて異常にふくらんだままとなり、呼気を吐き出しにくくなる疾患です。原因は、先天性の場合もありますが、多くの場合は喫煙です。

肺胞が異常にふくらんだままとなるため、胸郭の前後径が拡張する樽状胸郭がみられます。また、ばち状指も特徴的です。そして、呼気時に気管が広がりにくいために、口すぼめ呼吸（口をすぼめて気道内圧を高めようとする）がみられます。

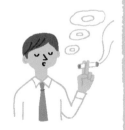

【 ガス交換障害 】

肺胞と毛細血管の間に障害がある、肺胞周囲の毛細血管の血流が障害されている、状態で、<u>肺胞と肺毛細血管でのガス交換ができない</u>ことです。

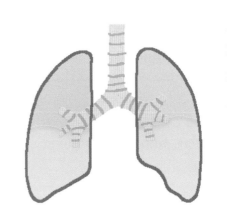

☑肺水腫

　肺胞と毛細血管のあいだに水分が過剰に貯留し、ガス交換が障害されます。

　心疾患などで、肺から左心室への血流が障害されると、肺静脈がうっ滞して肺うっ血となり、血管から漏出した水分が間質に貯留して起こります。呼吸音の聴診では、水泡音を認めます。

　また、進行し、肺胞内に赤血球が漏出するとピンク色の泡沫状の喀痰がみられます。

　仰臥位では静脈還流量が増加するため、起坐位になると呼吸が楽になるのが特徴です（起坐呼吸）。

☑肺塞栓症

　末梢の静脈系に生じた血栓や脂肪塊などが肺動脈に流れ込み、閉塞させることによって生じます。肺動脈が閉塞すれば、肺毛細血管の血流も途絶え、肺胞との間でガス交換を行うことができなくなります。

　原因としては、心疾患、手術、静脈炎、妊娠・出産、長期臥床、肥満、エコノミークラス症候群、血液凝固亢進、線溶系の機能低下など、さまざまなものがあります。

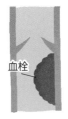

血栓

通常 "呼吸" という言葉は、外呼吸の意味で使われることがほとんどです。つまり、呼吸不全とは、外呼吸が障害された状態といえます。外呼吸が障害されると、内呼吸も正常に行うことができなくなり、生体の活動が低下してしまいます

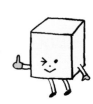

看護に役立つ　　呼吸不全と心不全

慢性的な呼吸不全では、肺血管が攣縮、右心室はより高い圧で肺に血液を送り込もうとするため、肺高血圧となります。この状態が継続すると、右心室が肥大していきます。これを「肺性心」といい、右心不全となります。

04 心臓の解剖生理：心筋・循環

> 心不全とは心臓のポンプ機能が低下し、血液循環が正常に行われなくなった状態のことです。ほとんどの心疾患は心不全に至る可能性があります。
> 「心不全」の病態を理解するために、まずは正常な心臓のはたらきをひとつひとつ説明しましょう。

①心臓ってなに？

心臓は筋肉（心筋）でできていて、ポンプのように血液を押し出し、体中の血液を循環させています。

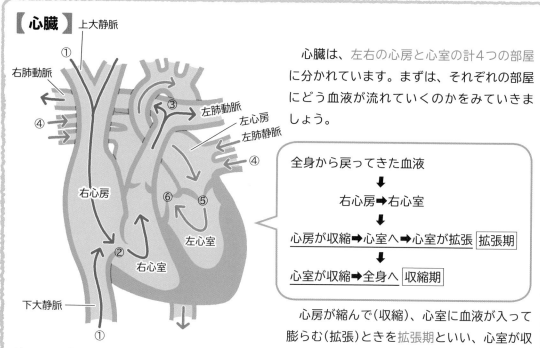

【心臓】

上大静脈
右肺動脈
左肺動脈
左心房
左肺静脈
右心房
右心室
左心室
下大静脈

心臓は、左右の心房と心室の計4つの部屋に分かれています。まずは、それぞれの部屋にどう血液が流れていくのかをみていきましょう。

全身から戻ってきた血液
↓
右心房➡右心室
↓
心房が収縮➡心室へ➡心室が拡張 拡張期
↓
心室が収縮➡全身へ 収縮期

心房が縮んで（収縮）、心室に血液が入って膨らむ（拡張）ときを拡張期といい、心室が収縮して心臓から血液が送り出されるときを収縮期といいます。この拡張と収縮を繰り返すことで、心臓はポンプのように血液を全身に送り出し、また、全身から戻ってきた血液を引き込んで、血液を循環させているのです。

心臓から送り出される血液を通す血管を動脈、心臓に入ってくる血液を通す血管を静脈といいます。

②**血液循環のしくみは？**

血液は心臓のポンプ機能によって循環しています。

循環には全身の循環（体循環）と肺循環があります。

【 **循環** 】

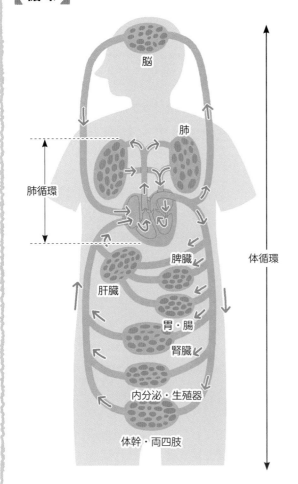

なぜ、血液循環が必要なのでしょうか。

全身の細胞は、日々活動するために酸素を必要としています。この酸素は体外から気道を通って肺に入り、肺から心臓へ、心臓から全身の細胞へと血液を介して運搬されるからです。

また、全身の細胞は、酸素を受け取る代わりに、二酸化炭素を排出する必要もあります。二酸化炭素もまた、血液を介して、心臓へと戻ってきます。

左心室は全身へと血液を送り出すため、その心筋のはたらきがとくに重要です。心臓を解剖すると、左心室の心筋が厚くなっていることもポイントです。

05 心臓の機能と病態

①心臓の機能と血管・血圧との関係は？

　心臓から送り出される血液が全身へと流れていくとき、動脈の内側にかかる圧力が血圧です。

　血管は、血管内の血液が増加すると膨張し、血液が減少すると縮小（もしくは緊張が低下）します。そのため、血圧はポンプの力や循環する血液の量によって変化します。

　循環血液量が増加すると、血圧は上昇し、循環血液量が減少すると、血圧は低下します。また、ポンプの力が増大し、心拍出量が増加すれば、循環血液量も増加し、血圧は上昇します。反対に、心拍出量が減少すれば、循環血液量も減少して、血圧は低下します。

【 前負荷と後負荷 】
（ぜんふか　こうふか）

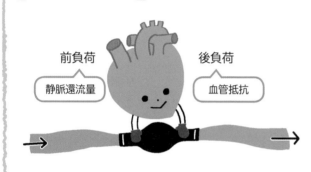

前負荷　静脈還流量

後負荷　血管抵抗

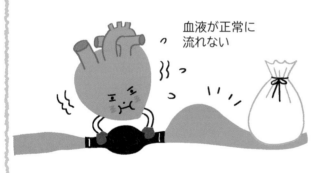

血液が正常に流れない

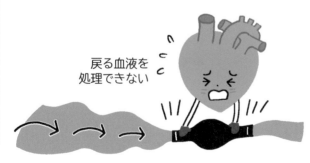

戻る血液を処理できない

　心臓がポンプとして機能するために、どれくらいがんばらなくてはいけないか、その仕事の量を負荷といいます。

　まず、ポンプに戻ってきた血液が多いほど、仕事量は多く、負荷は大きくなります。このどれくらいの血液が戻ってくるかつまり、静脈還流量のことを前負荷とよびます。

　次に、ポンプが血液を拍出したあとの経路、つまり血管の状態によっても、負荷は変わってきます。

　血管の内腔が広ければ広いほど、また血管壁が軟らかければ軟らかいほど、一度にたくさんの血液を送り出すことができ、血液は拍出しやすくなります。逆に、血管の内腔が狭ければ狭いほど、また血管壁が硬ければ硬いほど、一度に送り出せる血液の量は減り、血液を拍出しにくくなります。

　こうした血管の状態を後負荷とよびます。血管が狭く硬いほど、「後負荷が大きい」、「血管抵抗が大きい」といい、後負荷（血管抵抗）が増大すると血圧は上昇します。

心臓のはたらきはわかりましたか？　それでは、「心不全」の病態をみていきましょう。

心不全とは、さきほど勉強した心臓のポンプ機能と血液循環がうまくはたらかなくなった状態です。

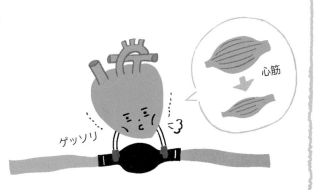

心筋

ゲッソリ

心筋の障害
↓
機能低下

【 ポンプ機能の低下 】

心臓のポンプの動きを支えているのは、心臓を構成する筋肉、心筋です。心筋が障害されれば、心臓のポンプ機能は低下します。

心筋が障害される代表的な疾患には、心筋梗塞、心筋症などがあり、長期間の高血圧でも心筋障害が生じます。

【 血液循環が正常に行われない 】

これは、①血液が正常に流れていかない、②戻ってくる血液を適切に処理できない、の2つの側面から考えることができます。

①**血液が正常に流れていかない：心拍出量の減少・後負荷の増大**	②**戻ってくる血液を適切に処理できない：前負荷（静脈還流量）の増大**
心拍出量が減少するか、血管抵抗（後負荷）が増大した場合です。 心臓から全身へ血液を送り出す血管である動脈が狭くなったり、硬くなったりして、後負荷が増大するのが動脈硬化です。	静脈還流量が増加、つまり前負荷が増大した場合に出現する事象です。 全身から戻ってきた血液は、右心房、右心室へと入ります。この戻ってくる血液の量（静脈還流量）が多すぎると、心臓が疲弊し、心筋は変性・肥大していき、ポンプ機能を維持できなくなります*。 静脈還流量の増加は、慢性腎不全（腎機能低下により水分を尿として適切に排出できず、余分な水分が溜まった状態）や、輸液・輸血の過剰などによって生じます。 *ただし、心臓は静脈還流量が増加するとその分、心拍出量を増加させて対応する。これをスターリングの法則という

ポンプ機能の低下、後負荷（血管抵抗）の増大、前負荷（静脈還流量）の増大は、別々に発生・進行していくわけではなく、複合して起こることに注意しましょう。

後負荷・前負荷の増大は心筋に大きな負担をかけ、心拍出量を低下させるなど、1つの要因が他にも影響し、心不全が進行していくというわけです。

06 心不全の病態生理1：心拍・うっ滞

①心不全になるとどうなるの？

心拍出量の減少と血流が滞るうっ滞が起きるため、以下のような症状や身体所見がみられます。

【 心拍出量の減少による症状・身体所見 】

全身に運ばれる酸素が不足するため、易疲労感や全身倦怠感、チアノーゼ、四肢冷感が出現します。

脳も酸素不足になるため、記銘力(き めいりょく)(新たに覚えたことを記憶し保持すること)・集中力の減退、睡眠障害、意識障害などが現れます。

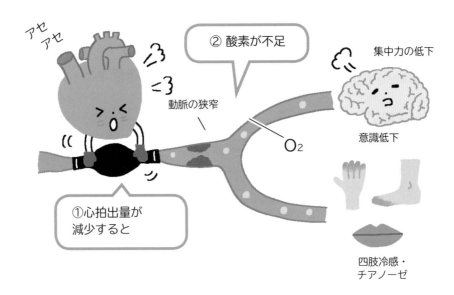

また、一度に送り出せる血液が減るため、脈拍は減弱します。さらに不足している血液の量を送り出す回数で補おうと心臓がより頻繁に収縮するため、頻脈となります。

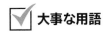
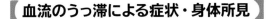

【 血流のうっ滞による症状・身体所見 】

> 肺や末梢に静脈血がたまると、呼吸不全となり、心拍出量も低下します。

呼吸困難・胸水

水分の漏出

浮腫

　その結果、労作時の息切れ、呼吸困難、起坐呼吸が現れます。

> また、毛細血管の水分が血管から出て組織へと移動していくため、下肢の浮腫（むくみ）、胸水、腹水が出現します。消化管にも静脈血がたまることで、食欲不振、吐き気、腹部膨満感が出現します。

　肺のうっ血では、肺胞に水分が貯留するため、呼吸音の聴診で、咳をしても消えない粗い断続性の副雑音が聴取されることがあります。

　また、心拡大により、左心室心尖拍動部位が左方移動します。ほかにも、血液が右心に入りにくくなるため、頸静脈へと逆流し、頸静脈の怒張がみられます。

> 血流のうっ滞で、さまざまな不調がおこるのね。

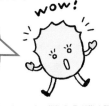

 看護に役立つ　　うっ血って？

うっ血は、静脈の血流が滞った状態です。心不全のポンプ機能の低下で、全身にうっ血が生じている状態をうっ血性心不全ともいいます。

うっ血が生じると、毛細血管から組織へ水分が漏出します。うっ血がより高度になると、細胞間質に水分が多量に貯留し、末梢の循環が障害されます。その結果、肺では呼吸が障害され、同時に水分が漏出していき、赤血球も漏出するようになります。そのため、肺うっ血では、ピンク色の泡沫状の喀痰がみられます。

07 心不全の病態生理2:左心不全と右心不全

①左心不全、右心不全って何?

左心不全は、左心室に障害や負荷が加わって起こった心不全です。右心不全は右心室に障害や負荷が加わって起こった心不全です。

右心不全が進行すると、結果的に右心系の前負荷が増大し、左心不全も引き起こされます。逆に、左心不全が進行すれば右心不全を引き起こすなど、実際は、両者が混在すること(両心不全)が多く、厳密に区別することは困難です。

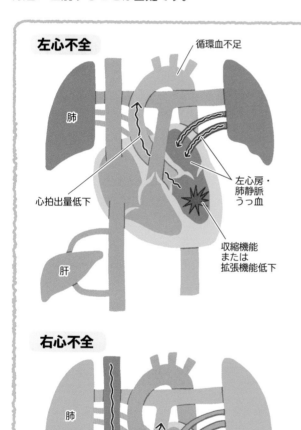

左心不全

- 循環血不足
- 肺
- 心拍出量低下
- 左心房・肺静脈うっ血
- 肝
- 収縮機能または拡張機能低下

右心不全

- 肺
- 静脈怒張
- 右心房
- 肝
- 心拍出量低下
- 収縮機能または拡張機能低下
- 右心房・上下大静脈うっ血

【左心不全】

・左心室からの心拍出量の減少

　↓

血圧低下、全身倦怠感、四肢冷感、尿量の減少など

・肺から左心房への血流の阻害

　↓

肺静脈圧の上昇、肺うっ血、呼吸困難、咳嗽、喘鳴、起坐呼吸など

【右心不全】

・右心室から肺動脈への心拍出量の低下、静脈から右心房への血流の阻害

　↓

中心静脈圧の上昇、末梢静脈の怒張、肝腫大、下肢の浮腫、胸水、腹水など

Step up 心不全にいたる疾患は？

　心不全にいたる原因疾患は多く、大きく分けて、直接的に心筋組織を障害する疾患や心筋組織に長期的に負荷がかかる疾患、不整脈（血行動態の悪化を招く）などがあります。

☑ 急性心筋梗塞

　冠動脈の閉塞により血流が途絶え、心筋が壊死することで、心不全におちいる疾患です（一時的に血流が途絶えた場合は、狭心症となります）。

☑ 心筋症

　心筋自体の要因で心筋が変性し、正常な収縮ができなくなる疾患です。病変はおもに左心室に生じます。左心室の心筋が肥大し、十分に拡張できないのが、肥大型心筋症です。

　一方、左心室の内腔が拡張し、収縮できないのが拡張型心筋症です。僧帽弁狭窄症も、ほぼ同じ病態です。

☑ 大動脈弁閉鎖不全症

　大動脈弁が完全に閉まらなくなり、拡張期に大動脈から左心室へ血液が逆流する疾患で、大動脈弁逆流症ともいいます。

　血液が逆流した分、左心室内の血液量が増え、その分拍出しなければなりません。つまり前負荷が増大し、これが続くと心筋が変性・肥大し、心不全にいたります。

☑ 僧帽弁閉鎖不全症

　僧帽弁が完全に閉まらなくなり、収縮期に左心室から左心房へ血液が逆流する疾患です。僧帽弁逆流症ともいいます。

　血液が逆流した分、左心房内の血液の量が増えるため、こちらも前負荷の増大となり、心筋が変性・肥大し、心不全にいたります。

☑ 肺塞栓症

　末梢の静脈系に生じた血栓や脂肪塊などが肺動脈に流れ込み、閉塞させることによって生じます。肺動脈が閉塞すれば、肺毛細血管の血流も途絶え、肺胞との間でガス交換を行うことができなくなります。

　原因としては、心疾患、手術、静脈炎、妊娠・出産、長期臥床、肥満、エコノミークラス症候群、血液凝固亢進、線溶系の機能低下など、さまざまなものがあります。

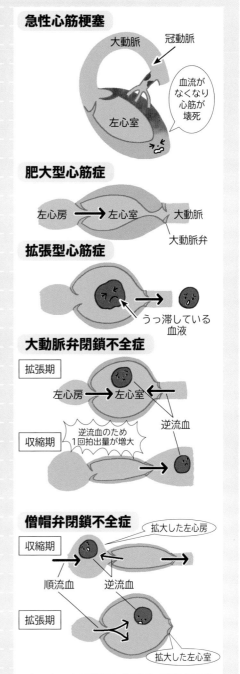

急性心筋梗塞
大動脈　冠動脈
血流がなくなり心筋が壊死
左心室

肥大型心筋症
左心房　→　左心室　大動脈
大動脈弁

拡張型心筋症
うっ滞している血液

大動脈弁閉鎖不全症
拡張期
左心房　→　左心室　←
逆流血
収縮期
逆流血のため1回拍出量が増大

僧帽弁閉鎖不全症
拡大した左心房
収縮期
順流血　逆流血
拡張期
拡大した左心室

08 消化器の解剖生理

食道炎とは、さまざまな原因により刺激を受けた食道の粘膜が、発赤や浮腫などの炎症を起こした状態のことです。

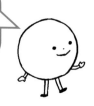

①消化器、消化管、食道ってなに？

食道は、消化器に含まれる器官です。消化器は、人間の体内に入った食物からエネルギーを得るために、消化、吸収、代謝などを担当しています。その構造は大きく分けて消化管と肝・胆・膵の2系統になります。

なかでも消化管は、口から肛門までひと続きにつながっており、文字通り「管」のような形です。

【 消化管の構造 】

食物
口腔
咽頭
食道
肝
消化管
胃
膵
胆
大腸
小腸
虫垂
下行結腸
肛門

【 消化管の役割 】

食道の構造

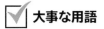

縦走筋
輪走筋
外層
粘膜下層
粘膜筋板　粘膜上皮
粘膜固有層
平滑筋　横紋筋
固有筋層

消化管は、体内に入った食物からエネルギーを得るために、食物を小さな栄養素にまで消化し、吸収する役割を担当しています。そして、消化には機械的消化、砕いて小さくなった食物を、消化酵素で小さな栄養素に分解する化学的消化の2つの段階があります。

消化管において蠕動運動(あたかも波が消化管上を伝わるような収縮と弛緩の動き)は、上部から下部に向かって順次行われます。この機械的消化と、消化酵素による化学的消化が、食物を分解して小さな栄養素を抽出し、それらは消化管の粘膜を通って血管やリンパ管に入り、循環系に至るのです。

②食道のはたらきは?

消化管のなかでも食道は、口腔・咽頭から胃へと食塊を送るための管です。長さは約25cmで、大きな食塊を無事に胃へ送り届けるために、食道は消化管のなかで最も筋肉が発達しています。また、食道には生理的狭窄部位とよばれる、細く狭まったところが3か所あります。

【 生理的狭窄部位 】

①起始部(輪状軟骨部)、②気管分岐部、③終末部(横隔膜貫通部)

真ん中の気管分岐部は人体構造上、大動脈と気管の間を食道が縫って通るために細くなっていますが、起始部と終末部は筋の緊張が強く、普段は収縮・閉鎖しています。それぞれ上部・下部食道括約筋とよびます。

上部・下部食道括約筋は、食塊が来ると弛緩し、管の奥へと迎え入れるはたらきをすると同時に、下部食道活約筋は、胃内の食物の逆流を防止する役割も果たしています。

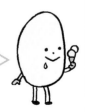

09 食道炎の病態生理

①食道炎の病態生理

　食道粘膜が炎症を起こした状態を食道炎といいます。悪化するにつれて、食道びらん、食道潰瘍となりますが、その病態の原因はほとんど同じだと考えてよいでしょう。

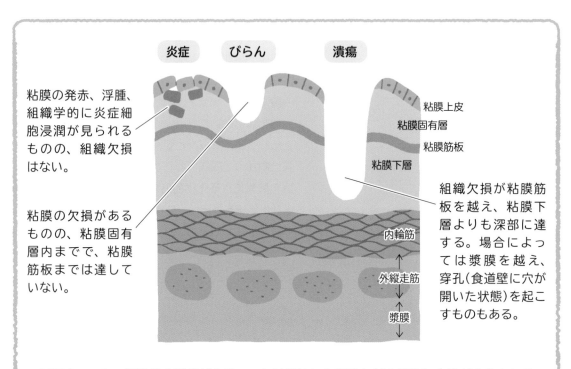

粘膜の発赤、浮腫、組織学的に炎症細胞浸潤が見られるものの、組織欠損はない。

粘膜の欠損があるものの、粘膜固有層内までで、粘膜筋板までは達していない。

組織欠損が粘膜筋板を越え、粘膜下層よりも深部に達する。場合によっては漿膜を越え、穿孔（食道壁に穴が開いた状態）を起こすものもある。

　原因の一つに、逆流性食道炎があり、これは逆流した胃液などの刺激に食道がさらされることで炎症へと進展します。食道粘膜は食道炎や食道びらんまで進行しやすい一方で、進んでもせいぜい浅い潰瘍までで、深い潰瘍まではなかなか進行しません。

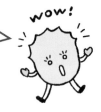

酸や消化酵素に対しては弱い食道ですが、硬い食塊など（かゆ状になっていないもの）の機械的刺激に対しては胃よりもはるかに強靭です。

②食道炎の原因は？

　食道炎の原因はさまざまですが、大きく分けて3パターンで考えるとよいでしょう。

【逆流性食道炎（胃液・小腸液・胆汁の食道への逆流）】

　下部食道括約筋が障害されて、胃から食道への逆流を防止するしくみがうまくはたらかなくなるために起こります。障害の理由は、下部食道括約筋の筋力の低下、食道裂孔ヘルニア、食道下部と胃噴門部の切除（手術）による下部食道括約筋の消失、などです。

・食道裂孔ヘルニア

　胃が胸郭内にはみ出る状態を食道裂孔ヘルニアといいます。

　そもそも、口腔から伸びてきた食道は横隔膜を突き破るような形で胃へとつながっています。この横隔膜を突き破っているところを食道・胃接合部といい、通常なら横隔膜の力できつく締められているので、胃がはみ出るようなことはありません。

　しかし、なんらかの理由で横隔膜の力が弱まって胃が胸郭内へはみ出すと、下部食道括約筋の力だけでは胃液の逆流をせき止めることができず、胃液が食道へと流れ込んでしまうのです。

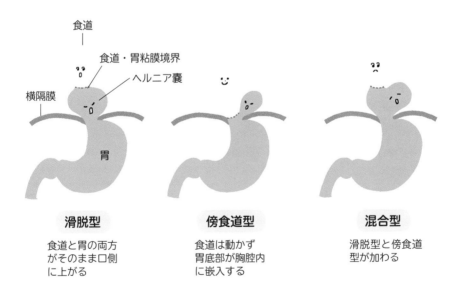

滑脱型
食道と胃の両方
がそのまま口側
に上がる

傍食道型
食道は動かず
胃底部が胸腔内
に嵌入する

混合型
滑脱型と傍食道
型が加わる

・食道下部と胃噴門部の切除（手術）による下部食道括約筋の消失

　胃の噴門部がなくなることで、結果的に胃液を分泌する胃底線が食道に近くなります。その結果、最もひどい逆流性食道炎、食道・胃接合部潰瘍へと進行してしまうのです。

10 胃の解剖生理

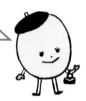

> 胃・十二指腸潰瘍とは、胃内の塩酸やペプシン、そのほかさまざまな理由によって胃壁が欠損した状態のことです。
> まずは胃・十二指腸のはたらきからきちんと理解していきましょう。

①胃ってなに？

胃は、食道から続いて到達する臓器で、袋状に大きく広がった形状をしています。胃の入り口から出口までを順番にみていきましょう。

胃の入り口：噴門
↓
胃底（穹窿部）：胃の最上部で
ドーム状の形をした部分
↓
胃体：胃の中央部分
↓
前庭：十二指腸に近い下部
↓
胃の出口：幽門

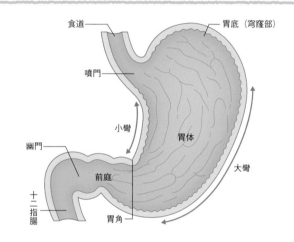

胃液や粘液などを分泌するところが、胃底腺、幽門腺、噴門腺という3つの胃腺です。

胃底腺の副細胞が産生・分泌する粘液によって、胃粘膜の表面には保護膜が生まれ、塩酸による強力な酸から保護されています。

【胃底腺】

主細胞、壁細胞、副細胞の3つでできています。主細胞はペプシノーゲン（タンパク分解酵素の前駆物質）を、壁細胞は塩酸を、副細胞はムチン（粘性の高い糖タンパク）を多く含む胃粘液を、それぞれ分泌しています。ペプシノーゲンは塩酸によって、活性型のペプシンに変化します。

【幽門腺】

基底顆粒細胞（G細胞：ガストリン分泌細胞）という内分泌細胞をもち、胃内腔へ食物が入る刺激でガストリンが血液中に分泌されます。このガストリンは、胃底腺の壁細胞を刺激し、塩酸の分泌を促進します。

---

②胃のはたらきは？

　胃は、小腸での本格的な消化・吸収に備え、食塊を小さくする役割を果たします。胃は胃液を加えながら収縮し、食塊を1mm以下のかゆ状(び粥)にします。

【 消化 】

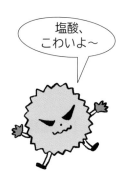

塩酸、
こわいよ〜

　胃底腺から分泌される塩酸やペプシン、唾液とともに分泌されたアミラーゼによって、食塊は粗く消化されます。

　なかでも、塩酸は食物に含まれるタンパク質を変性させたり、食物と一緒に入ってきた細菌やウイルスを殺したりする役目も担っています。

　こうして分泌される胃液の量は一日平均で約2Lにもおよびます。一方で、胃粘膜ではアルカリ性の粘液も分泌され、酸性の胃液を中和して胃を守っています。

三大栄養素（糖質、タンパク質、脂質）の胃での消化過程

糖質	代表格のデンプンは、食塊に混合された唾液中のアミラーゼによって、胃内でマルトース（麦芽糖）や3〜9個のグルコース（ブドウ糖）重合体にまで分解されます。 ただし、大半は十二指腸で分解され、その他の糖質であるラクトース（乳糖）とスクロース〔ショ糖（砂糖）〕の分解も小腸で行われます。 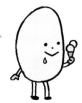
タンパク質	タンパク質は胃において、ペプシンや塩酸でも完全には消化されませんが、ポリペプチド（アミノ酸10〜100個から構成）まで小さくなります。ここで重要なのは、ペプシンがコラーゲンを分解することです。 コラーゲンは肉類の細胞間構成組織の主な構成要素なのですが、十二指腸や小腸の消化酵素が、肉類のタンパク質に消化力を発揮するためには、肉類に含まれるコラーゲン繊維が消化されていなければなりません。 たとえば、胃全摘などでペプシンの作用が欠如すると、小腸内に入った肉類に対して消化酵素が力を発揮しにくく、消化不良を起こすのです。 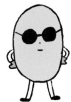
脂質	食塊に混合された唾液中のリパーゼによって、胃内では少量の脂質（トリグリセリド）が消化されますが、全体としてはほとんど消化されません。

11 胃・十二指腸潰瘍の病態生理1

①胃・十二指腸の神経支配とホルモン支配って？

胃・十二指腸潰瘍を理解するために、神経支配とホルモン支配について理解しておきましょう。

【中枢神経から胃・十二指腸への遠心性線維（運動神経）】

胃や十二指腸の運動・消化機能を調節しているのは、脊髄から出ている交感神経と、延髄から出ている副交感神経（迷走神経）で、それぞれが胃と十二指腸の筋層へきています。交感神経は筋肉の動きを抑制するとともに胃液の分泌を抑え、副交感神経（迷走神経）は筋肉の動きを促進するとともに胃液の分泌を亢進させ、膵臓にも到達して膵酵素の分泌を亢進させています。

【胃・十二指腸から中枢神経への求心性線維（知覚神経）】

胃や十二指腸に食物（び粥）が入ってくると、胃や十二指腸は広がるとともに、その情報を中枢へ伝えます。すると、副交感神経（迷走神経）は反射的に興奮して、食物（び粥）を消化するために胃・十二指腸を運動させ始めると同時に、必要な消化液を分泌させ始めるのです。

【胃・十二指腸のホルモン支配】

胃・十二指腸の運動や消化酵素分泌に関係する内分泌ホルモンは数多く存在します。

代表的な内分泌ホルモンは、ガストリン、ヒスタミン、コレシストキニン、セクレチン、消化管抑制ペプチド（gastric inhibitory peptide: エンテログルカゴン、エンテロガストロン）、ソマトスタチンです。

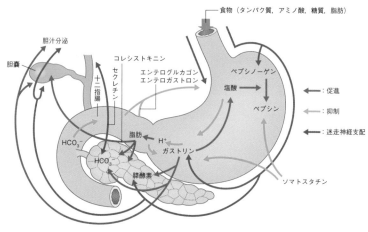

胃・十二指腸の神経支配とホルモン

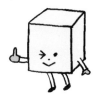

食べ物を見る
↓
大脳
↓
迷走神経
↓
胃の運動を活発化
胃液とガストリンを分泌

胃に入る
↓
胃の知覚神経
↓
中枢神経
↓
迷走神経（反射的に働く）

胃の運動と胃液分泌を促進
同時に幽門腺より
ガストリン分泌を促進
↓
胃の運動と胃液分泌を促進
↓
食べ物がび粥化

び粥は十二指腸へ
↓
胃の動きを抑制
↓
コレシストキニン、セクレチン、
消化管抑制タンパク、
ソマトスタチンの分泌
↓
胃の運動と胃液分泌を抑制

②胃・十二指腸潰瘍の病態生理

　胃は、強い酸による消化と粘膜保護を両立させて、消化機能を維持しています。

　胃・十二指腸潰瘍は、さまざまな原因によって、胃・十二指腸の壁の粘膜下層より深い欠損ができた状態のことをいいます。これらの多くは、治癒と再発を繰り返して慢性に経過します。

【 胃・十二指腸潰瘍の病因 】

　胃や十二指腸の粘膜の周囲には、消化と粘膜保護を両立させるための、攻撃因子と防御因子が存在しています。防御因子よりも攻撃因子のほうが優勢になると、胃酸や消化酵素から胃粘膜を守る機構が破綻し、潰瘍が発生するという説（バランス説）が広く受け入れられています。

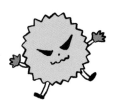

　攻撃因子のヘリコバクター・ピロリ感染、または非ステロイド性抗炎症薬（NSAIDs）の内服が原因の多くを占めているとされていますが、近年ではヘリコバクター・ピロリの感染者は減少しています。

胃粘膜における防御因子と攻撃因子

防御因子	・胃粘膜の血流・成分、胃粘膜関門 ・プロスタグランジン：胃粘膜細胞保護作用、粘液分泌やアルカリ分泌の増加、粘膜血流量の維持 ・重炭酸塩（HCO_3^-）：粘膜内腔に分泌され胃酸を中和する
攻撃因子	胃酸（塩酸）、ペプシン（消化酵素）、ヘリコバクター・ピロリ、薬剤（NSAIDs、アスピリン）、ストレス、アルコール、喫煙、遺伝因子

胃壁の欠損程度による胃潰瘍の分類

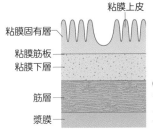

粘膜上皮
粘膜固有層
粘膜筋板
粘膜下層
筋層
漿膜

①UI-Ⅰ：粘膜の欠損があるものの，粘膜筋板まで達しておらず，粘膜固有層内まで．びらんである

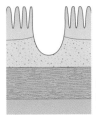

②UI-Ⅱ：組織欠損が粘膜筋板を越えるが，粘膜下層までである

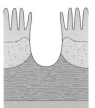

③UI-Ⅲ：組織欠損が粘膜下層を越え，筋層にまで及ぶ

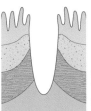

④UI-Ⅳ：組織欠損が漿膜まで達するもの．場合によっては漿膜を越え，穿孔を起こすものもある

12 胃・十二指腸潰瘍の病態生理2

【 ヘリコバクター・ピロリ陽性潰瘍 】

　ヘリコバクター・ピロリ菌の感染経路は不明ですが、感染すると胃粘膜に生息します。胃粘膜に何らかの刺激が繰り返し加わることで、慢性的に炎症が起きます。

　炎症は粘膜表層から始まり、固有胃腺の萎縮（組織が縮んだ状態）へと進んでいきます。胃粘膜萎縮は幽門前庭部および噴門部から始まり、胃体部小彎から大彎へと伸展します。

【 薬剤性潰瘍（NSAIDs）】

　NSAIDsは、シクロオキシゲナーゼ（COX）という酵素を阻害することにより、プロスタグランジンの産生を抑制して鎮痛効果を発揮します。プロスタグランジンは胃の防御因子である一方で、発熱や痛みを起こす作用もあるのです。

　胃ではプロスタグランジンの合成が抑制されるため、粘膜傷害が生じます。

　投与開始から3か月内に発症するリスクが高く、胃幽門部に浅い潰瘍が多発する傾向にあります。

ヘリコバクター・ピロリ陽性潰瘍の種類

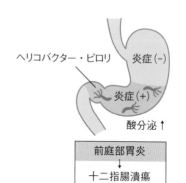

ヘリコバクター・ピロリ　炎症(−)
炎症(+)
酸分泌↑

前庭部胃炎
↓
十二指腸潰瘍

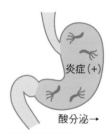

炎症(+)
酸分泌→

全体胃炎
↓
胃がん（未分化型）

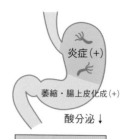

炎症(+)
萎縮・腸上皮化成(+)
酸分泌↓

体部胃炎
↓
胃潰瘍
過形成性ポリープ
胃がん（分化型）

①胃・十二指腸潰瘍になるとどうなる？

　症状は、無症状から大量吐血までさまざまですが、心窩部痛がよくみられます。

【 **症状** 】

　心窩部痛は空腹時に出現して、食べると改善することが多くあります。

　その他にも悪心・嘔吐、食欲不振などが多く、タール便（黒色便）や心窩部の圧痛がみられることもあります。

　また、胃壁内の大きな静脈が損傷された場合は、大量出血（大量吐血）を引き起こします。

　通常、吐血は胃内の塩酸によってヘモグロビンが塩酸ヘマチンに変化するため、コーヒー残渣様になります。

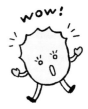

　さらに、潰瘍が胃壁を貫通すると、穿孔（胃や十二指腸に穴があく）という重篤な合併症を引き起こし、この場合は激烈な心窩部痛、腹膜刺激症状、ショックなどを呈します。

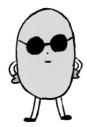

【 **検査** 】

　X線造影検査では、おもに下記の所見がみられます。

・ニッシェ像（胃の内壁にできたくぼみに溜まったバリウム像）

・隆起病変像

・透亮像

・粘膜ひだの集中

・巨大粘膜ひだ

・陰影欠損

・狭窄像

13 肝臓の解剖生理

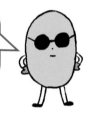

> 肝不全とは、肝細胞の機能異常が進行し、肝機能が維持できなくなった状態のことです。急性肝不全と慢性肝不全があります。

①肝臓ってなに？

　肝臓は、人体のなかでさまざまな代謝（物質の分解や合成）を行う器官です。脂肪を消化するために必要な胆汁も、肝臓でつくられ、胆のうに蓄えられます。

　また、免疫の要として、腸管より入ってくる細菌などへの防御フィルターとしても機能します。

【主な代謝】

　タンパク・アミノ酸代謝、糖質代謝、脂質代謝、ビリルビン（胆汁色素）代謝、アンモニア代謝、薬物・毒物代謝など。

【構造】

　肝臓は、主に右葉と左葉から成り立っています。右葉と左葉の間を下面からみると、腹側には方形葉（四角形の突起）、背側には尾状葉があり、方形葉と尾状葉の間の凹みを肝門とよびます。肝門から、固有肝動脈と門脈が肝臓内へ入っていき、肝管が肝臓内から出ています。

　肝臓そのものは、六角形の断面をもつ肝小葉がたくさん並ぶことで構成されています。

肝臓を正面からみた図

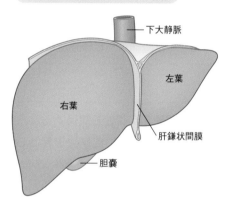

- 下大静脈
- 左葉
- 右葉
- 肝鎌状間膜
- 胆嚢

肝小葉の構造

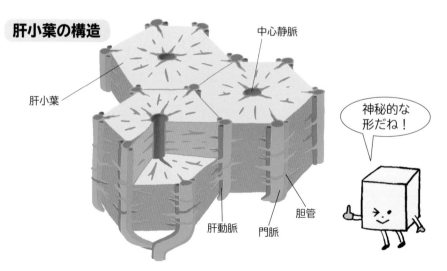

- 中心静脈
- 肝小葉
- 肝動脈
- 門脈
- 胆管

> 神秘的な形だね！

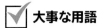

大事な用語

▶肝臓　肝不全　代謝　分解　合成　胆汁

- -

②肝臓の血液の流れは？

　肝臓にはさまざまな物質が血流にのって、大動脈から、または小腸や大腸を経由して、流れ込んできます。

【 **心臓から肝臓まで** 】

動脈血が直接、肝臓へ

動脈血→大動脈→腹腔動脈→総肝動脈→固有肝動脈→上腸間膜動脈の一部→総肝動脈

消化管（小腸や大腸）を経由して肝臓へ

動脈血→上腸間膜動脈・下腸間膜動脈→消化管（小腸や大腸）→［消化管が吸収した栄養分を蓄えて静脈血として］→上腸間膜静脈・下腸間膜静脈→門脈

【 **肝臓内** 】

　肝臓内では、動脈血と門脈血が合流して類洞（洞様毛細血管）を通っていきます。

　類洞は、ディッセ（Disse）腔を介して肝細胞索に接しているため、ここで肝細胞に酸素を供給し、消化管経由の栄養分を供給し、それとともに薬物・毒物などの不要なもの、末梢組織からのタンパク質や脂質も、動脈血・門脈血から肝細胞へと渡ります。

　肝細胞は、タンパク質やその代謝産物であるアンモニア、薬物・毒物、ビリルビンを代謝していき、最終的には胆汁を産生して細胞外に分泌します。

【 **胆汁の流れ** 】

　胆汁は、肝細胞と肝細胞の間にある毛細胆管へ分泌されます。毛細胆管に分泌された胆汁は、グリソン鞘にある小葉間胆管へ流れていきます。

　そして、小葉間胆管まで流れ着いた胆汁は、小葉間胆管が集合している肝管へと流れ、胆管→胆嚢→総胆管→膵管を経て、十二指腸へと出ていきます。

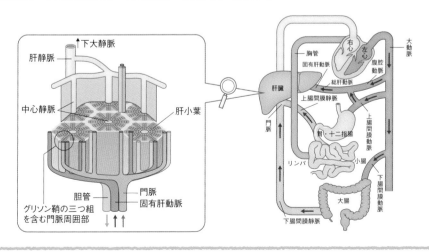

14 肝不全の病態生理

①肝不全って何？

肝不全とは、肝細胞の機能異常が進行し、肝臓の機能が維持できなくなった状態です。非常に重く、生命に危険がおよぶ病状です。

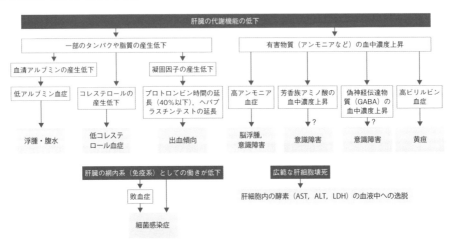

肝臓のあらゆる代謝機能、タンパク質・アミノ酸・アンモニア・糖質・脂質・ビリルビン代謝、薬物・毒物代謝などが障害されます。また、腸管から入ってくる細菌を防御する網内系の機能も障害されます。

肝不全には急性肝不全と慢性肝不全とがあります。

【 急性肝不全 】

肝疾患の既往がないにもかかわらず、初発症状の出現後8週以内に重篤な肝機能障害が出現し、意識障害を伴って肝不全状態に陥ります。

原因の多くは肝炎ウイルスの感染で、ほかに、薬物性肝障害、アルコール性肝炎、急性妊娠脂肪肝、ライ（Reye）症候群などがあります。または、代償された慢性肝疾患に、新たな原因が加わって急性肝不全になる場合もあります。

病態の主体は、肝細胞が急激に、広範囲に壊死する状態です。

【 慢性肝不全 】

肝硬変あるいはそれに合併する肝細胞がんなど、慢性肝疾患でみられる肝不全のことです。

原因は、急性肝不全（肝硬変など）の術後、慢性の再発型、末期型、肝炎ウイルスの持続感染、薬物、アルコール、自己免疫などがあります。

病態の主体は、門脈-大循環系短絡*です。

*門脈-大循環系短絡：肝硬変などによって門脈血が肝臓を通過できず、さまざまな静脈系の血管を通って肝臓を迂回し、下大静脈などの循環系へと直接入ること。たとえば、小腸で発生したアンモニアが肝臓で代謝されずに直接循環系へと入り、肝性脳症を引き起こすのが最も特徴的な症候である。

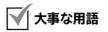

☑ 大事な用語

▶ 肝不全　急性肝不全　慢性肝不全　急性ウイルス肝炎　慢性肝炎　肝硬変　肝炎ウイルス

看護に役立つ　　　肝性脳症

異常行動やせん妄などの精神症状、不随意運動や羽ばたき振戦などの症状、意識障害が現れ、重度になると昏睡状態に陥ります。

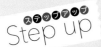

肝不全にいたる疾患は？

☑ 急性ウイルス肝炎

肝臓が肝炎ウイルスに感染し、肝細胞内で肝炎ウイルスが増殖、その結果、肝細胞の内外で免疫反応が起こることで発症します。

☑ 慢性肝炎

臨床的には、急性肝炎に罹患後6か月以上肝内に炎症が持続し、症状や肝機能検査結果に異常が存在するものです（急性の発症時期が不明であることが多い）。

組織学的には、肝臓内の門脈域を中心に、円形細胞浸潤（炎症性細胞が血管内などから病巣へ遊走すること）や線維の新増生がみられ、肝細胞の変性や壊死を伴うものです。

慢性肝炎の原因として日本で最も多いのは肝炎ウイルスの持続感染で、B型が約30％、C型が約70％を占めます。ほかには、アルコール、自己免疫、薬物などがあります。

近年、非アルコール性脂肪性肝炎が増加し、3～4割が肝硬変に進行するとされています。

☑ 肝硬変

長期間肝臓全体に炎症反応が現れた結果、肝臓が高度に線維化し、肝硬変特有の結節が形成されます。そのため、本来あるべき肝の

	正常	急性肝炎	慢性肝炎	肝硬変
肉眼所見				
組織所見				

肝炎ウイルス

炎症細胞浸潤
線維化

線維化

肝小葉

ミクロの変化の特徴は，肝細胞周囲の線維化と肝細胞壊死と炎症細胞浸潤である

小葉構造が失われ、通常は通じていなければならない門脈域相互や中心静脈との間に線維性隔壁があるなど、さまざまな病態が出現し、門脈圧亢進症状をはじめとした多様な臨床症状がみられるようになります。

初期段階では慢性肝炎とほぼ同じ症状が出現しますが、この時点では肝臓以外の臓器が肝臓の不備を補っており（代償期）、肝臓の合成能や解毒能は比較的保たれています。しかし、病状が進行するとともに、血流の変化が生じ、非代償期へと移行します。

15 大腸の解剖生理

原発性大腸がんとは、大腸の粘膜上皮細胞が制御をはずれて増殖・腫瘍化したものです。進行度によって早期大腸がんと進行大腸がんがあります。

①大腸ってなに？

大腸は、消化管の最後の部分で、盲腸、上行結腸、横行結腸、下行結腸、S状結腸、直腸からなり、肛門へと続いています。

【 はたらき 】

大腸は、おもに糞便形成と水・電解質の吸収を行います。食事後、体内に入ってきた食塊は、胃・小腸を通過していく間に機械的消化や化学的消化によって細かく分解されてび粥になり、その栄養分のほとんどは小腸で吸収されます。

大腸には、消化できなかった食物残渣と水・電解質を含むび粥が入ってきます。大腸に生息している多くの細菌により、び粥はさらに分解され、水・電解質が再吸収されます。

そして、小腸から入ってきたときには液状だった内容物を順々に固形化し、糞便を形成していきます。

大腸の構造と糞便形成

半液状

粥状　横行結腸

半粥状

上行結腸

下行結腸

結腸ヒモ

回腸末端

S状結腸

液状

盲腸

固形状

虫垂

直腸

硬い固形状

肛門

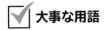
②大腸の粘膜の構造とはたらきは？

　大腸内の粘膜上皮は、消化吸収機能をもつ吸収上皮細胞ですが、微絨毛はほとんど見られず、滑らかな粘膜です。

　粘膜上皮と粘膜固有層は大きめのひだを形成し、深く切れ込んだ谷底（陰窩）があり、多くの杯細胞が粘液を分泌しています。

【粘膜】

　粘液は、硬くなっていく便塊に滑らかさを与え、大腸の粘膜を保護しています。また、陰窩には微絨毛を有する吸収上皮細胞が多く存在し、水や電解質の再吸収を担っています。

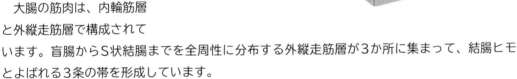

吸収上皮細胞

微絨毛

粘膜固有層

陰窩

【筋肉】

　大腸の筋肉は、内輪筋層と外縦走筋層で構成されています。盲腸からS状結腸までを全周性に分布する外縦走筋層が3か所に集まって、結腸ヒモとよばれる3条の帯を形成しています。

【運動】

　大腸では、小腸と同じくび粥を混ぜ合わせる混合運動（分節運動）と、直腸方向へと移送する蠕動運動が行われています。大腸の混合運動は、輪状筋と結腸ヒモが同時に収縮し、小腸と違って非常にゆっくりで、かつ大きく環状に収縮します。これを隆起形成（ハウストレーション）といいます。

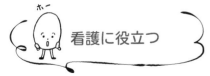　看護に役立つ　　　蠕動運動と排便のしくみ

1日に1～2度、おおむね朝食後の時間帯に、総蠕動と呼ばれる蠕動運動が起こります。これは結腸上流から下流へとび粥（便塊）を押しやる収縮と弛緩で、直腸に達すると便意をもよおし、排泄されます。

16 原発性大腸がんの病態生理

①原発性大腸がんの種類

原発性大腸がんは、大腸の粘膜上皮細胞が制御をはずれて増殖し、腫瘍化したものです。腺組織とよばれる上皮組織から発生する腺がんがほとんどで、まれに扁平上皮がんがあります。

【成因】

成因は不明ですが、欧米型の食生活への変化（高脂肪、高タンパク質、低食物繊維食）、遺伝子の異常や変異が、発症に深く関与することが示唆されています。

【部位】

好発部位としては、直腸が50％近く、次にS状結腸が25％を占めます。

浸潤が粘膜下層までのもの（リンパ節転移の有無は問わない）を早期大腸がん、がんが筋層まで達したものを進行大腸がんと定義されています。

がんが進行すると腸管壁の深部へ浸潤し、リンパ節、肝、肺に転移します。さらに、腫瘍細胞が腹腔内へ広がり、腹腔にがん細胞がちらばる腹膜播種をきたすことがあります。

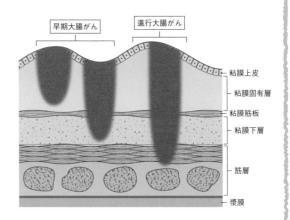

【早期大腸がん】

隆起型と表面型に分類されます。さらに、隆起型には有茎型と広基型があり、表面型には表面隆起型（Ⅱa）と表面陥凹型（Ⅱc）があります。

また、表面隆起型ではあるものの中央部に陥凹がみられるⅡa＋Ⅱc、陥凹の周囲に隆起がみられるⅡc＋Ⅱaといった形態もあります。

なお、理論的には早期胃がんと同様に表面平坦型（Ⅱb）などもあるとされています。

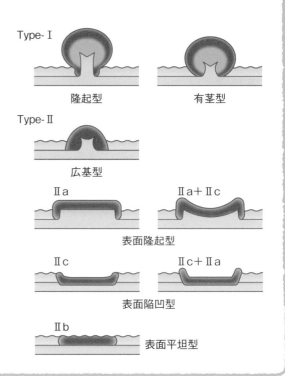

☑ **大事な用語** ▶ 上皮組織　粘膜上皮　隆起型　潰瘍限局型　潰瘍浸潤型　びまん浸潤型　中間型　分類不能型

【 進行大腸がん 】

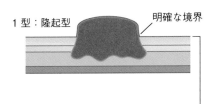

1型：隆起型　明確な境界

2型：潰瘍限局型　大きな潰瘍　限局型

3型：潰瘍浸潤型　びまん性浸潤　中間型

4型：びまん浸潤型　広範に浸潤　浸潤型

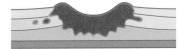

5型：分類不能型（0型；表在型，早期大腸がん）

1型（隆起型）：隆起性のがんであり、周囲の粘膜と明確な境界をもつ。

2型（潰瘍限局型）：中心に大きな潰瘍があり、その周囲に境界明瞭な堤防状の隆起（周堤隆起）がある。周堤隆起は、がんの粘膜下層以下での限局性の浸潤増殖による。

3型（潰瘍浸潤型）：大きな潰瘍形成と、がんのびまん性浸潤による隆起を形成する。周囲との境界は不明確。

4型（びまん浸潤型）：粘膜面に隆起や陥凹などの大きな変化は見られない。がんが広範に浸潤する結果、大腸壁は肥厚し、硬化していく。

5型（分類不能型）：1〜4型のいずれにもあてはまらない肉眼所見を示す。肉眼的には早期がんのようでも、組織学的には進行がんというものが多い。

進行胃がんの分類に準じた、ボールマン分類を改変した5つの型に分類できます。

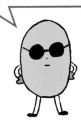

17 大腸がんの病態生理

①大腸がんはどうやって発生するの？

大腸がんの発生には、おもに２つの経路があると考えられています。

１つは良性のポリープ（腺腫）ががんに進展する経路「腺腫－がん連関」です。もう１つは正常粘膜から直接的にがんが発生する経路「デノボがん」です。

【 腺腫－がん連関 】

正常な大腸粘膜上皮細胞にAPC遺伝子の変異が起こることにより、腺腫ができます。そこに、がん遺伝子であるK-Rasの過剰発現やがん抑制遺伝子であるp53、DDCの変異が加わって、がん化すると考えられています。

【 デノボがん 】

デノボ(de novo)は、「新たに」という意味をもつ言葉です。デノボがんは腺腫などの先行する病変を介さず、発がん刺激を受けた正常粘膜から直接的に発生したがんをいいます。

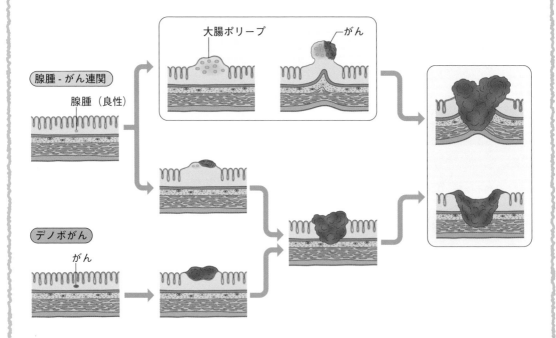

また、原因遺伝子が特定されている遺伝性大腸がんは全体の約５％とされており、APCが原因遺伝子の家族性大腸腺腫症(familial adenomatous polyposis：FAP)や複数の原因遺伝子のあるリンチ症候群などがあります。

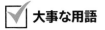

大事な用語

▶腺腫　ポリープ　デノボがん　APC遺伝子　便潜血反応　消化管出血　免疫法

---

②大腸がんになるとどうなるの？

　早期大腸がんでは、多くの場合、無症状です。進行に伴い症状が出現してきますが、病変部位によって症状に違いがあります。

【 症状 】

　右側結腸（盲腸、上行結腸）：腸管腔が広く、腸内容が液状のため、症状が出にくく、進行しても気づかず、腹痛や腫瘤の触知で発見されることもあります。

　左側結腸（S状結腸や直腸）：腸管狭窄と腸内容の固形化のため、便秘・腹痛を伴う通過障害、明らかな血便、腸管閉塞による糞便の細小化（ペンシル様便）などが出現します。また、排便後の違和感（残便感）、排便後に再度排便したくなる様子（テネスムス、しぶり腹）もみられます。

大腸がんの症状と好発部位

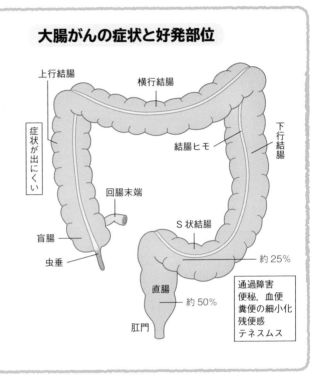

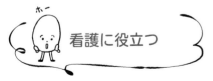

看護に役立つ　　　便潜血反応

大腸がんのスクリーニングとして欠かせない検査で、便中に含まれる血液から、消化管出血の有無を調べる検査です。おもに化学法と免疫法の検査方法があり、最近では免疫法が主流です。
免疫法では、ヒトHb（ヒトヘモグロビン）に対する抗体を用いて、潜血の有無を検出します。連続して2日間、あるいは3日間、検体を採取して検査することで、検出率が向上します

18 血糖とは

糖尿病は、インスリンが正常にはたらかず、慢性的な高血糖となり、さまざまな合併症を引き起こす疾患です。

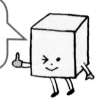

①血糖ってなに？

　血糖とは、血液中を流れているブドウ糖（グルコース）です。血液中のグルコースの濃度のことを血糖値といいます。

【 解糖と糖新生 】

グルコースは人体において不可欠なエネルギー源です。

　グルコースは、消化・吸収されて、小腸から血液中に入り、門脈に流入します。そのまま血液によって全身に運ばれていくか、一部は肝臓に入り、グリコーゲンや脂肪となって貯蔵されます。

　全身の細胞に運ばれたグルコースは分解され、エネルギー分子であるアデノシン三リン酸（ATP）を産生します。

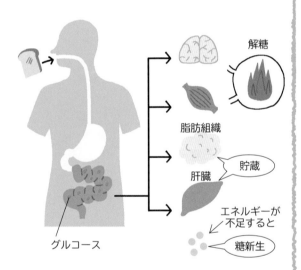

解糖

脂肪組織

肝臓　　貯蔵

グルコース

エネルギーが不足すると

糖新生

この過程を解糖とよびます。

　一方、肝臓はエネルギーが不足すると、貯蔵していたグリコーゲンや脂肪を分解して、グルコースを血液中に放出します。

これを糖新生といいます。

②インスリンのはたらきは？

　細胞への糖の取り込みを促すホルモンがインスリンで、いわば血糖値を下げるはたらきがあります。

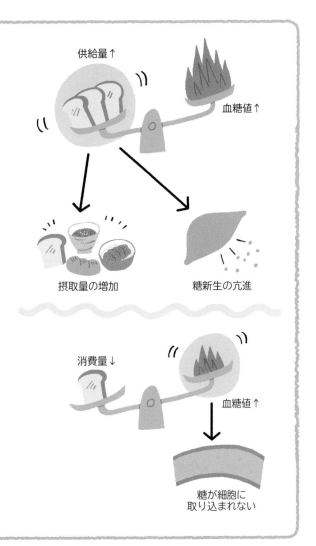

【 血糖値とグルコース 】

　血糖値は、グルコースの供給量と消費量のバランスで一定に保たれています。摂取量の増加、糖新生の亢進により供給量が多くなったり、細胞への糖の取り込みが減少して消費量が少なくなったりすると、血糖値は上昇します。

【 血糖値を上げるホルモン 】

　逆に、糖新生を促進して血糖値を上げるはたらきをもつホルモンもあり、インスリン拮抗ホルモンとよびます。インスリン拮抗ホルモンには、グルカゴン、カテコールアミン、コルチゾール、成長ホルモンがあります。

供給量↑

血糖値↑

摂取量の増加

糖新生の亢進

消費量↓

血糖値↑

糖が細胞に
取り込まれない

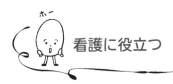 看護に役立つ　　HbA1c

HbA1c（ヘモグロビンA1c）は、赤血球のヘモグロビンに糖が結合している割合です。糖はいったんヘモグロビンに結合すると、ヘモグロビンが死ぬまで離れません。ヘモグロビンの寿命は、約120日間です。そのためHbA1cは、長期間の血糖値を反映する指標となります。

19 糖尿病の病態生理1

①糖尿病の病態生理

糖尿病とは、インスリンが正常にはたらかず、慢性的な高血糖となった状態です。

なぜインスリンが正常にはたらかなくなるのでしょうか。おもに以下の3つがあります。
①インスリンが分泌されない
②インスリンが不足している
③インスリンが効きにくい
糖尿病には1型と2型があり、①は1型糖尿病、②③は2型糖尿病です。

【1型糖尿病】

体内の免疫システムが自己の細胞や臓器を攻撃する自己免疫疾患です。インスリンを分泌する膵臓のランゲルハンス島が破壊され、インスリンが分泌されなくなります。

インスリンを補うために自己注射によるインスリン療法を継続する必要があります。

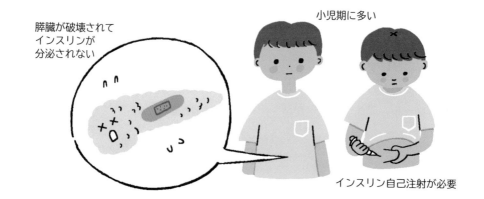

膵臓が破壊されて
インスリンが
分泌されない

小児期に多い

インスリン自己注射が必要

発症には、遺伝的要因が関連しているといわれ、小児期に多く発症します。

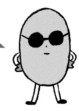

【2型糖尿病】

遺伝的要因と、加齢、肥満、過食や運動不足といった生活習慣の影響により、インスリンが不足するか、インスリンが効きにくくなって生じます。インスリンが効きにくくなることを、インスリン抵抗性の増大といいます。

②高血糖がつづくと、どんな状態になる？

　血液中のグルコースが増加すると、血管内外で浸透圧の差が生じます。そのため、細胞から血管内へと水分を移動させて、バランスを保とうとします。これにより、細胞内は脱水となり、口渇（のどが渇く）・多飲が引き起こされ、多尿となります。

　さらに、血流が低下し、免疫細胞の白血球がはたらきにくくなるため、病原体に感染しやすい状態（易感染状態）になります。

　また、体内のタンパク質に糖が結合し変性することより、以下の血管障害が起こります。

【 大血管障害→動脈硬化 】

　高血糖に加え脂質異常症、高血圧、喫煙などが影響して動脈硬化が起こります。これにより、心筋梗塞、脳梗塞、閉塞性動脈硬化症といった合併症が引き起こされます。

【 細小血管障害→神経障害、糖尿病網膜症、糖尿病性腎症 】

　神経障害、糖尿病網膜症、糖尿病性腎症が引き起こされます。これらはHbA1cの上昇に比例して発症頻度が高くなり、糖尿病の3大合併症といいます。

神経障害：足の温覚・痛覚の低下により、外傷が生じても、気づかずに悪化する。閉塞性動脈硬化症により下肢の血流が障害されると、足趾の壊疽につながることもある

糖尿病網膜症：網膜の毛細血管壁が弱くなることで、点状出血や浮腫などが生じる。病変が黄斑部におよぶと視力障害が起こり、進行すると硝子体出血や網膜剥離を生じ失明にいたることもある

糖尿病性腎症：糸球体の血管障害に加え、高血糖による多飲・多尿で糸球体に負担がかかることで生じる。透析導入患者の原疾患で最も多い（2021年「わが国の慢性透析療法の現況」）。

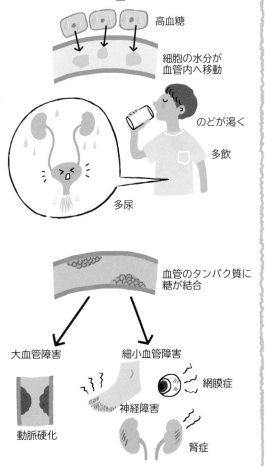

20 糖尿病の病態生理2

①いきなり血糖値が高くなるとどうなる？

糖尿病では、感染症などで急激な高血糖をきたし、昏睡におちいることがあります。これには、①糖尿病ケトアシドーシス、②高浸透圧高血糖症候群があります。

【糖尿病ケトアシドーシス】

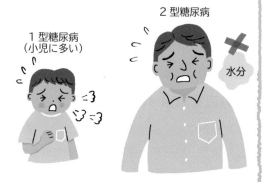

1型糖尿病
（小児に多い）

2型糖尿病

水分

インスリンが減少し、細胞に糖が取り込まれなくなると、エネルギーを確保しようと肝臓で脂肪の分解が進みます。その結果、ケトン体という酸性の代謝産物が生じるため、生体が酸性に傾いた状態「アシドーシス」となります。

おもに、1型糖尿病でインスリン注射の中断や感染などにより、インスリンが高度に欠乏して起こります。2型糖尿病でも感染や清涼飲料水の多量に飲んだときに起こります。

身体症状は、脱水症状、悪心・嘔吐、血圧低下、頻脈のほか、アシドーシスの代償として二酸化炭素を排出するため、クスマウル呼吸という、深くて速い呼吸がみられます。

【高浸透圧高血糖症候群】

著しい高血糖と高度の脱水により、血漿浸透圧が上昇して、循環不全におちいった状態です。2型糖尿病で起こり、手術、感染症、薬剤により血糖が上昇した場合や、高齢者の水分摂取不足による脱水などが誘因となります。

身体症状は、糖尿病性ケトアシドーシスと比べて少なく、脱水症状やけいれん、四肢脱力などです。

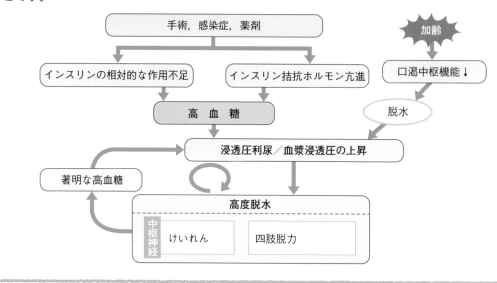

②いきなり血糖値が低くなるとどうなる?

　低血糖(臨床的に血糖値が70mg/dL以下)でも昏睡を起こす危険があります。

　糖尿病患者では、インスリンや経口血糖降下薬などによる薬物療法を行いますが、投与量やタイミングを誤ったり、食事が摂れなかったり、運動を行ったりすることで、血糖値が著しく低下する場合があります。

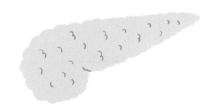

【 症状 】

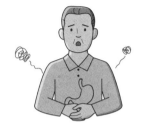

強い空腹感

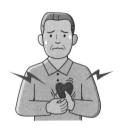

冷汗・動悸

　低血糖の初期症状では、血糖値を上昇させようとするため、冷汗や手指の振戦、動悸、不安感、顔面蒼白、頻脈、頭痛、空腹感、生あくび、目のかすみなどの交感神経刺激症状が現れます。

　さらに進行して血糖値が50mg/dL以下になると、倦怠感や意識障害が現れ、30mg/dL以下ではけいれん、昏睡をきたし、生命に危険がおよびます。

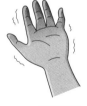

手指振戦

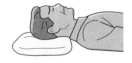

意識レベル低下

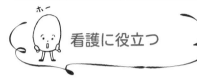

看護に役立つ　　　低血糖への対処

薬物療法中の糖尿病患者では、低血糖を起こす可能性があるため、低血糖特有の症状を認識した場合は、ただちにブドウ糖などを摂取するなどの対処法を指導することが大切です。

21 脂質とは

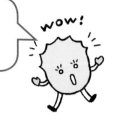

> 脂質異常症とは、血液中の脂質の濃度が異常をきたしている状態をいいます。

①脂質ってなに？

脂質は生体において、細胞膜、神経鞘や副腎皮質ホルモンの材料となるほか、脂肪組織として、非常時に分解して使うためのエネルギーを蓄えています。

【 脂質とは 】

脂質の特徴は、水に溶けにくいことです。ただし、脂質の構造には、水に溶けやすい部分である親水基と、水に溶けにくい疎水基があります。そのため、水中では、親水基を表面に向けた球形のミセルという状態になります。

血液中に存在する脂質は、コレステロール、中性脂肪（トリグリセリド）、リン脂質、遊離脂肪酸（FFA）などがあります。これらは水に溶けにくいため、タンパク質と結合してミセルを形成しています。これをリポタンパクとよびます。

リポタンパクには5つの種類があり、比重と組成が異なります。

ミセル

親水基
疎水基

水中では
ミセルを形成

リポタンパク

脂質がタンパク質
と結合しミセルを
形成

- リン脂質
- 遊離コレステロール
- アポリポタンパク
- ▲ トリグリセリド
- コレステロールエステル

【 リポタンパク（比重が重い〔脂肪が少ない順から〕） 】

カイロミクロン
↓
VLDL（超低比重リポタンパク）
↓
IDL（中間比重リポタンパク）
↓
LDL（低比重リポタンパク）
↓
HDL（高比重リポタンパク）

リポタンパクの種類と組成

トリグリセリド ■ 　リン脂質 ■
コレステロール ■ 　タンパク質 ■

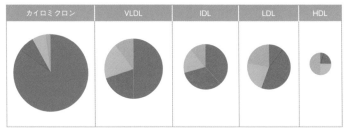

| カイロミクロン | VLDL | IDL | LDL | HDL |

②身体の中で脂質はどう動いている？

摂取された脂質は脂肪酸とグリセロールに分解され、末梢組織へ運ばれます。

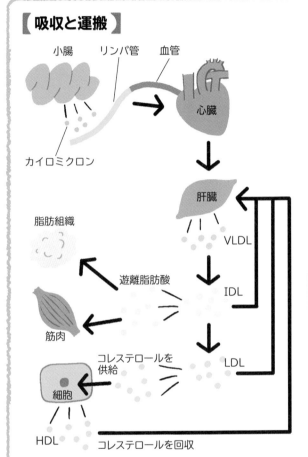

【 吸収と運搬 】

小腸　リンパ管　血管

心臓

カイロミクロン

肝臓

脂肪組織

VLDL

遊離脂肪酸

IDL

筋肉

コレステロールを
供給

LDL

細胞

HDL　　コレステロールを回収

食物から摂取された脂質は、胆汁酸とリパーゼにより、脂肪酸とグリセロールに分解されます。

その後、小腸で吸収され、カイロミクロン、VLDL、IDL、LDLへと変化しながら、肝臓から末梢組織へ運搬されます。

一方、肝臓や小腸で合成されるHDLは末梢組織から余ったコレステロールを回収し、肝臓へと戻します。

なお、脂質は食物由来の脂質の他に、肝臓で体内の脂質、糖質、タンパク質を原料として、合成されているものがあります。

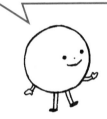

22 脂質異常症の病態生理

①脂質異常症の病態生理

脂質異常症とは、血液中の脂質の濃度が異常をきたしている状態です。HDLコレステロールは低値、他は高値になることで脂質異常症となります。

【空腹時】

動脈硬化の危険因子は下記です。

LDLコレステロール　140mg/dL以上

HDLコレステロール　40mg/dL未満

トリグリセリド（中性脂肪）　150mg/dL以上

> ではなぜ、脂質が異常値を示すのでしょうか。

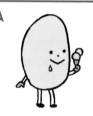

これまで解説したように、脂質は食物から吸収されるものと、肝臓で合成されるものがあります。そのため、血中の脂質が増加する原因は以下になります。

①食事による脂質の過剰供給

②肝臓での脂質の産生過剰

③脂質の利用・処理の障害

> 脂質代謝関連酵素やリポタンパクの異常など。遺伝性のものや、ステロイド薬や経口避妊薬などの薬剤が原因となるもの、糖尿病、甲状腺機能低下症、腎疾患（ネフローゼ症候群）などの疾患に合併して生じるものもあります。

①食事による過剰供給

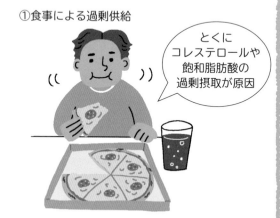

> とくにコレステロールや飽和脂肪酸の過剰摂取が原因

②肝臓での産生過剰

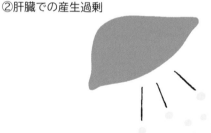

③利用・処理の障害

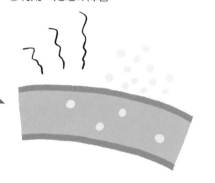

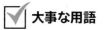
- -

②脂質異常症では、どんな状態になる？

　脂質異常症では、組織にコレステロールが沈着していきます。また、動脈硬化を引き起こします。

【組織】

　組織にコレステロールが沈着していきます。そのため、皮膚や粘膜に沈着した黄色腫、アキレス腱の肥厚、手背伸筋腱・肘伸側・膝伸側の肥厚、角膜輪などがみられることがあります。

【脂質と動脈硬化】

> 脂質異常症の最も重要な点は、心筋梗塞や脳梗塞、大動脈瘤などさまざまな疾患の原因となる、動脈硬化を引き起こすことです。

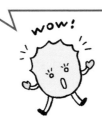

　動脈の血管壁は本来、血流の高い圧に耐えられるだけの弾力性をもっています。動脈硬化とは、動脈の内側（内膜）が肥厚し、中膜が変性して、この弾力性がなくなり、硬くなることをいいます。

　LDLコレステロール値が高いと（高LDLコレステロール血症）、LDLが酸化し、血管壁を損傷します。血管壁の損傷により血管内皮細胞同士のあいだにすき間が生じ、そこにコレステロールが沈着して、プラーク形成をともなう粥状動脈硬化が発生します。

高 LDL コレステロール血圧

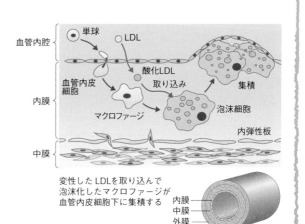

変性した LDL を取り込んで
泡沫化したマクロファージが
血管内皮細胞下に集積する

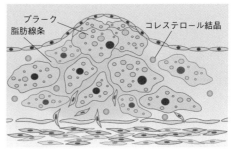

泡沫細胞が集積したあと
脂肪線条を形成し，
進行するとプラークを形成する

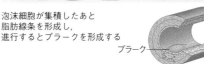

23 関節の解剖生理

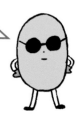

関節リウマチとは、関節の滑膜に炎症から病変が始まり、関節外の全身の結合組織にも病変をきたしうる全身性自己免疫疾患の1つです。

①関節ってなに？

関節は、骨と骨のつなぎ目にあたる部分です。

動くことができる可動性の関節と、可動性がまったくない、または可動性がごくわずかな不動性の関節がありますが、四肢の関節のほとんどが可動性の関節で滑膜関節ともいいます。関節リウマチは、この滑膜関節に炎症が起きるため、その構造を説明していきましょう。

【 滑膜関節 】

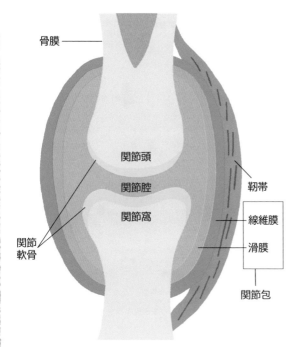

骨膜
関節頭
関節腔
関節窩
関節軟骨
靭帯
線維膜
滑膜
関節包

関節には靭帯と筋肉があり、骨と骨を結合しています。

向かい合う骨の端は、関節軟骨でおおわれ、関節包とよばれる袋に包まれています。

関節包は内層と外層からなり、外層は線維膜といい、密な結合組織からなる丈夫な膜で、関節をはさむ両側の骨の骨膜に付着しています。

内層は滑膜といい、血管が豊富な特殊な結合組織の膜で、滑液を分泌します。

袋の内側を関節腔と呼び、袋の外側が骨に隣接しています。

関節腔のなかには関節液（滑液）という漿液がわずかに存在します。

関節包（滑膜、線維膜）と関節軟骨は、これらは骨と骨の間に割り込む形で存在し、クッションのような役割を果たします。

関節軟骨は、その大部分がコラーゲン、プロテオグリカン、水などによって構成されており、血管、神経、リンパ管などはありません。血管が分布しないことから、一度損傷されると修復されにくい組織です。

②関節リウマチの病態生理

　関節リウマチは、関節滑膜（支持組織・結合組織）の炎症から始まり、全身の支持組織を複数おかす原因不明の慢性炎症性疾患です。

　全身の複数の関節に疼痛と腫脹が出現するため、関節の可動障害が現れます。

　炎症が末期にいたると、関節の破壊、変形・固縮が現れ、関節が機能しなくなります。

　関節の破壊は、発症後2年以内に出現することが多く、しかもこの間に急速に進行することがわかっています。

　また、関節以外の支持組織・結合組織にも病変が現れます。

【初期】

・滑膜の微小血管周囲の炎症、浮腫（滑膜組織内の水分が増える）、滑膜の軽度増殖（肥厚）などの軽微な変化が始まる

【進行例】

・細胞間質での無形基質が増加し、滑膜の絨毛状増殖（滑膜組織が関節腔へ向かって乳頭状の変形をしながら肥厚していく）がみられる

・さらに進むと滑膜内には、A細胞とよばれるマクロファージのような細胞と、B細胞とよばれる線維芽細胞のような細胞が増える

・滑膜内での肉芽組織の形成や、肥厚した滑膜内でリンパ球が集簇してリンパ濾胞を形成することがある

【a：正常】　【b：初期】　【c：進行例】

【d：パンヌスの形成】　【e：関節の線維性強直】

【パンヌスの形成】

・滑膜の増殖が関節腔、さらに関節軟骨まで進んでパンヌス※を形成する

・関節軟骨、骨の破壊が起きる

・進行例では顕微鏡所見でリウマトイド結節※がみられる

※パンヌス：肉芽組織で、いずれは瘢痕化して関節を上下で癒着させ、関節の線維性強直（関節が固定されて動かなくなること）の原因になる

※リウマトイド結節：線維化を伴った肉芽組織で、フィブリン壊死巣のまわりを単球やマクロファージが取り囲む

24 関節リウマチの病態生理

③関節リウマチでは、どんな状態になる？

関節リウマチの症状には関節症状と関節以外の症状があり、さらに個人によって異なります。

【関節症状】

①関節の可動障害

発症してまず出現するのが、指・手関節をうまく動かせなくなる、いわゆるこわばりです。とくに早朝起床時に指を動かそうとしても力が入らず、物をつかむこと(グリップ)ができなくなります。

その後、日中活動をしていくうちに滑膜内の細胞間質の水分が減少して、関節が動きやすくなります。

②関節痛

関節の可動障害と同時に、関節痛も出現します。

部位としては、手首関節、中手指節関節(MP)、近位指節間関節(PIP)、遠位指節間関節(DIP)、膝関節、股関節、足首関節、中足指節関節など、大小の関節に好発します。

また、左右両側の手首関節が痛むなど、多発性、対称性に起こるのが特徴です。

③関節炎・変形

進行すると、痛む関節が腫脹したり発赤が見られたりするようになります。運動制限が常時みられるようになり、こうした関節炎が長く続くと、関節の変形も起こります。

可動障害

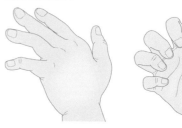

とくに早朝起床時に指を動かそうとしても力が入らず，これ以上握れなくなります．

主病変である関節滑膜内の細胞間質の水分が、夜間睡眠中に増加した結果、早朝起床時には関節が動きにくくなるのです。

変形

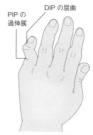

PIP の過伸展
DIP の屈曲

スワンネック（白鳥の首）変形
(swan neck, 左第 5 指)

近位指節間関節（PIP）の過伸展，遠位指節間関節（DIP）の過屈曲

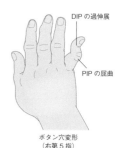

DIP の過伸展
PIP の屈曲

ボタン穴変形
（右第 5 指）

近位指節間関節（PIP）の過屈曲，遠位指節間関節（DIP）の過伸展

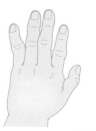

尺側偏位
第 2 ～ 5 指が中手指節関節で第 5 指側に偏位

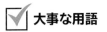

大事な用語

▶関節炎　変形　可動障害　スワンネック変形　ボタン穴変形　尺側偏位

【 **関節以外の症状** 】

　慢性的な炎症のため、全身症状があらわれます。臓器の炎症では、胸膜炎、血管炎、間質性肺炎がよくみられます。

　皮下にできるリウマトイド結節は、小豆大から母指頭大で、発症しやすい部位は肘頭部や前腕尺側部です。進行すると皮下出血や紫斑が出現しやすくなります。

全身症状	・疲れやすい、だるいなどの全身倦怠感　・食欲不振、体重減少　・貧血　・微熱
皮膚	・リウマトイド結節　・壊疽性膿皮症
肺	・間質性肺炎（進行例では肺線維症）　・胸膜炎
心臓	・心筋炎　・心囊炎　・心外膜炎
脊椎	・亜脱臼、中では環椎‐歯状突起亜脱臼〔第1頸椎（環椎）と第2頸椎（軸椎）の間〕が多い
眼	・強膜炎　・上強膜炎　・乾燥性角結膜炎
腎臓・消化器	・続発性アミロイドーシス　・腸間膜動脈血栓症
神経	・手根管症候群　・多発性単神経炎

関節リウマチの全身症状

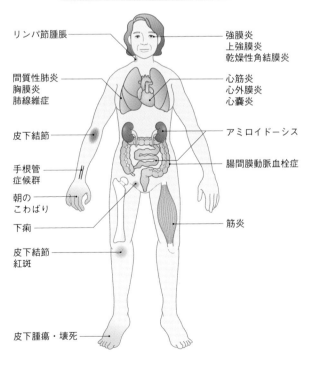

リンパ節腫脹

強膜炎
上強膜炎
乾燥性角結膜炎

間質性肺炎
胸膜炎
肺線維症

心筋炎
心外膜炎
心囊炎

皮下結節

アミロイドーシス

手根管
症候群

腸間膜動脈血栓症

朝の
こわばり

下痢

筋炎

皮下結節
紅斑

皮下腫瘍・壊死

25 甲状腺の解剖生理

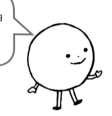

> 甲状腺機能亢進症とは、甲状腺ホルモンが過剰に分泌されて全身に作用し、甲状腺中毒症に陥った状態のことです。

①甲状腺ってなに?

甲状腺は頸部前面にある蝶の形をした臓器です。たくさんの小葉でできており、その小葉を構成するのは無数の濾胞細胞で、これは小球状の構造物です。そして、球面の内面を構成する濾胞上皮細胞が、甲状腺ホルモンの材料となるサイログロブリンを産生します。

【 甲状腺とホルモン 】

サイログロブリンのなかのチロシン(アミノ酸)とヨードを利用して、甲状腺ホルモンはつくられています。

この甲状腺ホルモンを産生して血液中に分泌するのが、甲状腺の役割です。

その前段階として、視床下部からの甲状腺刺激ホルモン放出ホルモン(TRH)と、下垂体前葉からの甲状腺刺激ホルモン(TSH)の刺激を受けることで、甲状腺は甲状腺ホルモン(サイロキシン:T_4、トリヨードサイロニン:T_3)を産生・分泌しています。

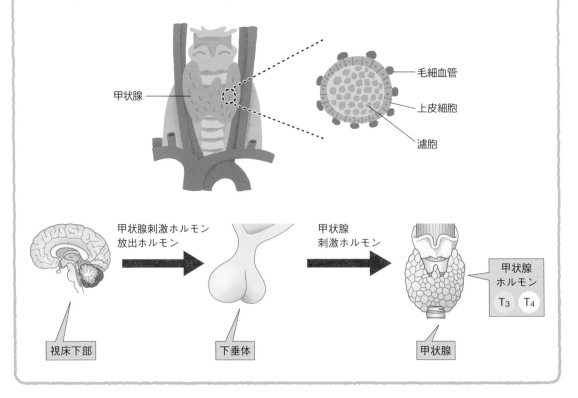

②甲状腺ホルモンのはたらきは？

　甲状腺ホルモンは、成長促進や熱産生促進など多岐にわたる作用を、身体のいたるところで発揮しています。

①成長促進

　身体（筋骨格系）の成長、中枢神経系の発達

　※乳幼児期に甲状腺ホルモンが欠乏すると、発育低下やクレチニズムという小人症、知能発達遅延などが起こる

②熱産生促進

　エネルギー代謝・基礎代謝（安静時の個体全体の酸素消費）の亢進、体温の上昇

③心機能亢進

　心拍数や心筋収縮力の亢進、心拍出量の増加

④脂質代謝亢進

　血中の遊離脂肪酸の増加作用による、コレステロールの代謝の促進、貯蔵型脂質の分解の促進

⑤糖質代謝亢進

　糖質代謝の促進とグリコーゲン分解の促進による糖新生の促進

⑥神経系の賦活化

　神経系活動の活発化による腱反射、思考速度の増加

⑦消化管の賦活化

　消化管の蠕動運動、消化液分泌の亢進、消化管の食物の吸収の促進

⑧筋肉の賦活化

　筋肉の収縮・弛緩力の増強

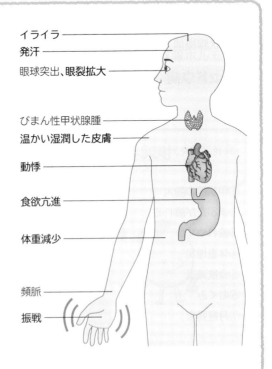

イライラ
発汗
眼球突出、眼裂拡大
びまん性甲状腺腫
温かい湿潤した皮膚
動悸
食欲亢進
体重減少
頻脈
振戦

　甲状腺ホルモンの分泌の調節は、「視床下部—下垂体前葉—下位の内分泌腺—下位内分泌腺のホルモンのフィードバック機構」によって行われています。

　視床下部から甲状腺刺激ホルモン放出ホルモン（TRH）を分泌し、下垂体からの甲状腺刺激ホルモン（TSH）分泌を促進します。それを受けてTSHは、甲状腺からのT_4とT_3分泌を促進します。

　そして、過剰なT_4とT_3の存在は、TRHやTSHの分泌を抑制するように、視床下部や下垂体へのフィードバックがはたらきます。

27 甲状腺機能低下症の病態生理

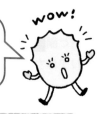

> 甲状腺機能低下症とは、血中の甲状腺ホルモンが減少する、または作用が低下する状態です。

甲状腺機能

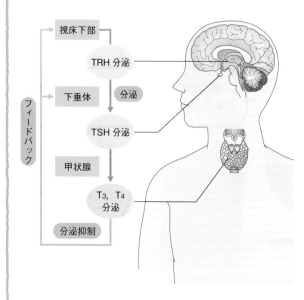

甲状腺機能低下症は、血中の遊離型甲状腺ホルモン(T_4・T_3)が減少したり、身体の組織が甲状腺ホルモンに反応しなかったりと、甲状腺ホルモンがその作用を十分に発揮できない状態が原因となって起きます。

障害の発症部位から甲状腺に原因のある「原発性甲状腺機能低下症」と下垂体・視床下部に原因がある「続発性(中枢性)甲状腺機能低下症」に分けられます。

続発性(中枢性)甲状腺機能低下症は、「甲状腺ホルモン不応症」ともよばれ、きわめてまれです。

原発性甲状腺機能低下の原因疾患としては、慢性甲状腺炎(橋本病)が最も多く、他に甲状腺機能亢進症の無痛性甲状腺炎の回復期、バセドウ病の^{131}I内用療法後、甲状腺全摘術後などでもみられます。

> 昆布、ヨード卵、ヨウ素含有含嗽薬などヨウ素(ヨード)の過剰摂取が原因になることがあります。

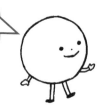

①慢性甲状腺炎（橋本病）とは？

甲状腺に特異的な自己免疫疾患の1つで、慢性的な炎症により、甲状腺のほとんどを占める濾胞細胞が変性・萎縮し、進行すると甲状腺機能低下症にいたると考えられています。

30～40代の女性に発症することが多く、成人女性の10人に1人、成人男性の40人に1人にみられます。

> 橋本病の患者さんのほとんどが甲状腺ホルモンは正常に保たれていて、甲状腺機能低下症になるのは4～5人に1人未満です。

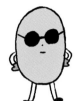

②甲状腺機能が低下するとどんな状態になる？

甲状腺ホルモン作用低下により、代謝が低下します。

そのため、精神活動が低下し、無気力、動作緩慢、寒がりがみられます。ほかに、皮膚・毛髪の乾燥、頭髪・眉毛の脱毛、消化管の運動低下、便秘、しびれ感、筋肉痛、筋肉けいれん（こむら返り）、アキレス腱反射の弛緩延長などがみられます。

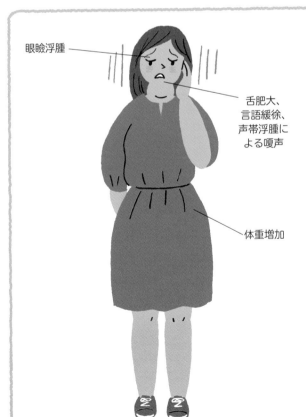

眼瞼浮腫

舌肥大、
言語緩徐、
声帯浮腫に
よる嗄声

体重増加

代謝が低下すると、組織間質にムコ多糖類が沈着して、四肢に粘液水腫（圧痕を残さない浮腫）があらわれます。

28 血液とは

貧血とは、赤血球数が減少し、ヘモグロビン濃度が男性で13g/dL以下、女性で12g/dL以下に低下した状態をいいます。

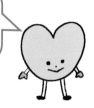

①血液はどんな成分でできているの？

血液を遠心分離（異なる密度をもつ物質を遠心力で分離）すると、下層に赤い細胞成分の血球、上層に黄色い透明な液体成分の血漿の、二層に分かれます。

【血漿】

水分、電解質、糖質、脂質、タンパク質を含んでいます。タンパク質には、凝固因子、アルブミン、免疫グロブリンが含まれます。

【血球】

・赤血球

ヘモグロビン（血色素（けっしきそ）タンパク質）をもち、酸素を運搬します。ヘモグロビンは、鉄からできているヘムとタンパク質であるグロビンで構成されています。血液が赤いのは、ヘムが赤色素をもっているためです。

・白血球

顆粒球、単球、リンパ球といった種類に分かれ、いずれも細菌や異物の貪食など、生体防御機能をもちます。

・血小板

血管が損傷した場合に凝集して血栓を形成する、止血機能をもちます。

血液の成分

血漿 — 水分, 電解質, 糖質, 脂質 / タンパク質 — 凝固因子 / アルブミン / 免疫グロブリン

血球 — 血小板 / 白血球 — 顆粒球 / 単球 / リンパ球 / 赤血球

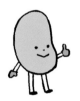

血球のうち多くを占めるのが赤血球で、ほかには、白血球、血小板があります。

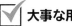
②血液はどうつくられる？

　血液の細胞成分を形成する造血は、胎児期は肝臓や脾臓で行われ、成人では骨髄で行われます。

　赤血球・白血球・血小板はすべて、造血幹細胞という1種類の細胞から分化・成熟していきます。

　赤血球は、腎臓で産生されるエリスロポエチンによって産生が促進されます。赤血球の寿命は約120日で、やがて脾臓でマクロファージに貪食されます。

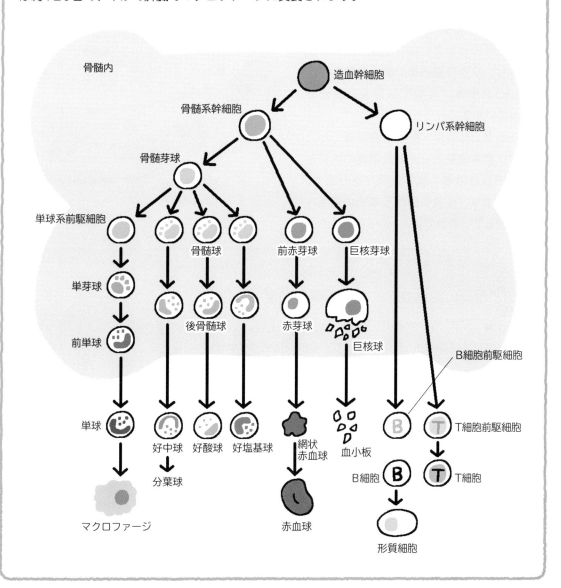

29 赤血球のはたらき

①赤血球のはたらきは？

赤血球は、造血幹細胞が分化して赤芽球などを経て形成されていきます。

赤芽球は、骨髄で血液中のトランスフェリンから鉄を取り込み、ヘモグロビンを合成します。

【 鉄とヘモグロビン 】

鉄の量が増えるほど、赤芽球の細胞質は赤くなっていきます。やがて、細胞の核がなくなり、赤血球となります。

赤血球のヘモグロビンは肺で酸素を受け取り、末梢の細胞まで酸素を運搬するという、生体にとって不可欠な役割を担っています。

ヘモグロビンは、酸素濃度の高いところでは酸素と結合し、酸素濃度の低いところでは酸素を手放す性質があります。これにより、酸素を肺から末梢の細胞へと運搬しているのです。

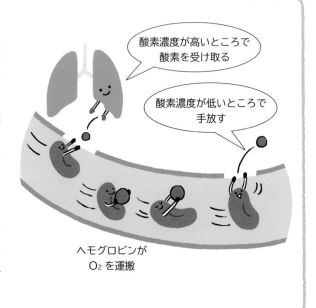

酸素濃度が高いところで酸素を受け取る

酸素濃度が低いところで手放す

ヘモグロビンがO_2を運搬

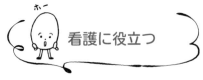

ホー

看護に役立つ　　　酸素飽和度

血液中でどのくらいの酸素がヘモグロビンと結合しているかを表す割合を酸素飽和度（SO_2；oxygen saturation オキシゲン サチュレーション）といいます。

動脈血（arterial アーテリアル）の酸素飽和度は動脈血酸素飽和度（SaO_2）といい、動脈血採血を行って測定します。パルスオキシメーター（plus oximeter）を使って測定するのは経皮的動脈血酸素飽和度（SpO_2）です。

パルスオキシメーターは、酸素と結合したヘモグロビン（酸素化ヘモグロビン）と、酸素を手放したヘモグロビン（還元ヘモグロビン）の、光の透過率の違いを利用しています。

採血を行わないため非侵襲的ですぐに測定でき、動脈血酸素飽和度と近い値が得られます。

②**鉄は体内でどのように蓄えられていますか？**

　体内の鉄は、ヘモグロビンに含まれるほか、細胞内に貯蔵されているフェリチンと、血液中を移動しているトランスフェリンがあります。

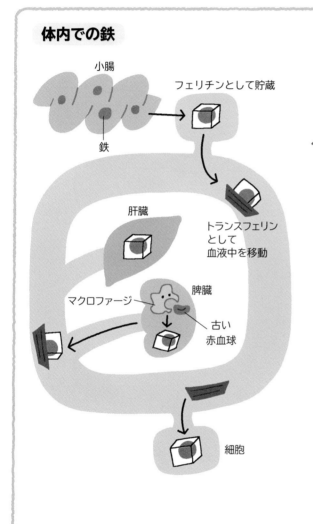

体内での鉄

小腸

フェリチンとして貯蔵

鉄

肝臓

トランスフェリン
として
血液中を移動

マクロファージ

脾臓

古い
赤血球

細胞

食物中の鉄は、小腸粘膜から吸収されます。一部は細胞粘膜内にフェリチンとしてとどまり、残りはトランスフェリンとなって血流に乗り移動します。

　鉄を必要としている細胞は、その細胞膜にトランスフェリン受容体を発現させ、血流に乗って移動してきたトランスフェリンと結合します。

　赤血球が古くなり脾臓でマクロファージに貪食されると、ヘモグロビンに含まれる鉄が取り出され、フェリチンとして貯蔵されます。貯蔵された鉄はやがて放出されてトランスフェリンとなり、血流に乗って骨髄へ移動し、再び赤血球に取り込まれます。

鉄はこのようにして体内をめぐっていて、出血以外では排泄されません。

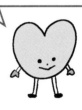

30 貧血の病態生理1：原因

①貧血の病態生理

貧血とは、赤血球が減少し、ヘモグロビン濃度が男性で13g/dL以下、女性で12g/dL以下に低下した状態をいいます（WHOの基準）。

赤血球が減少する原因はさまざまですが、おもに以下の4つがあります。

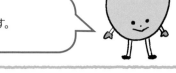

【①血球の材料不足】

ヘモグロビンを作るために不可欠な鉄が不足する鉄欠乏性貧血、造血の調整のために重要なビタミンB$_{12}$や葉酸の不足で生じる巨赤芽球性貧血があります。

【②造血障害】

血球のもとになる造血幹細胞の障害により、正常に血球がつくれないために生じます。代表的なのは再生不良性貧血です。多くの場合、赤血球・白血球・血小板のすべてが減少する汎血球減少症をきたします。

他に、白血病やがんの骨髄転移など、骨髄が異常な細胞に占拠され、正常な造血幹細胞が排除されることによって血球がつくれなくなる場合もあります。

【③赤血球破壊亢進（赤血球寿命短縮）】

赤血球自身の異常もしくは赤血球をとりまく環境の異常により、赤血球の寿命が短くなり、破壊されてしまうことがあります。これを、溶血といい、溶血による貧血を溶血性貧血といいます。

【④出血】

代表例は胃・十二指腸潰瘍などの消化管疾患や、子宮筋腫など婦人科系疾患にともなう出血です。微量の出血が長期間にわたり続いた場合は、鉄欠乏性貧血となります。

貧血の原因

①血球の材料不足

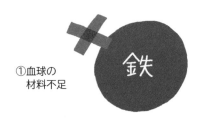

②造血障害

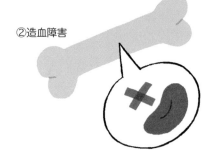

③赤血球破壊亢進

④出血

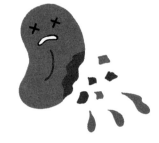

②貧血になると、どうなるの？

　ヘモグロビンは、全身に酸素を運搬するという重要な役割を担っていることを説明しました。つまり、貧血でヘモグロビンが減少してしまうと、全身で酸素が不足してしまうわけです。

> 貧血では、①酸素欠乏による症状と、②代償機構による症状が現れます。

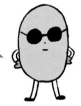

【①酸素欠乏による症状】

　全身の酸素欠乏により、全身倦怠感、易疲労感、頭痛、息切れ、食欲不振などがみられます。また、ヘモグロビンの減少により、眼瞼結膜・口腔粘膜・爪の蒼白、さじ状爪※（スプーンネイル）などがみられます。

※さじ状爪：爪が上向きに反り返る

【②代償機構による症状】

　ヘモグロビンの減少による酸素の不足を、心臓や肺が補おうとして、心拍数や心拍出量、呼吸数が増加し、動悸、息切れが生じます。

　重篤化すると、心不全をきたし、下肢の浮腫や息切れの増長がみられます。

> 貧血が非常にゆっくりと進行する場合は、身体が低酸素状態に慣れていくため、貧血が重度になるまで自覚症状がみられないことがあります。

貧血の症状

ヘモグロビンが減少
→全身で酸素不足

仲間がいないな〜

①酸素欠乏による症状
・全身倦怠感
・易疲労感
・頭痛
・息切れ
・食欲不振

②代償による症状
・動悸
・息切れ

wow!

31 貧血の病態生理2：種類①

代表的な貧血である鉄欠乏性貧血、巨赤芽球性貧血、再生不良性貧血、溶血性貧血についてそれぞれ詳しく解説していきましょう。

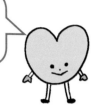

①鉄欠乏性貧血って、どんな貧血？

鉄欠乏性貧血は、なんらかの原因で鉄が不足し、ヘモグロビンの合成が低下した状態です。多くの場合、食物からの鉄分補給を上回る、ジワジワとした長期にわたる慢性の出血が原因となります。

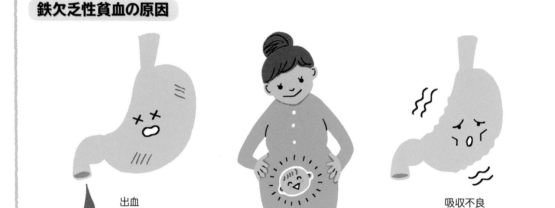

鉄欠乏性貧血の原因

出血　　　需要増大　　　吸収不良

貧血

たとえば、胃・十二指腸潰瘍などの消化管疾患や子宮筋腫などの婦人科疾患、がんによる出血があります。

ほかにも、鉄の需要増大や、供給不足によっても生じます。鉄の需要増大では、月経、妊娠・出産などがあり、供給不足では、偏食・節食や、胃切除による吸収不良などです。

症状は、貧血一般症状のほか、長期にわたると、さじ状爪や心雑音もみられます。また、長期間の鉄欠乏により、舌炎、口角炎、嚥下障害や、異食症（とくに氷を異常に食べる、氷食症）がみられることもあります。

なお、慢性的な鉄欠乏により、口角炎、嚥下障害が起こる状態をプランマービンソン症候群といい、下咽頭がんなどの消化器がんの発症との関連が示されています。

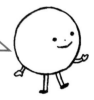

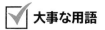
②巨赤芽球性貧血って、どんな貧血？

　赤血球系の幼若な細胞である赤芽球が大きくなり、DNA合成が障害された状態の巨赤芽球となるために生じる貧血です。

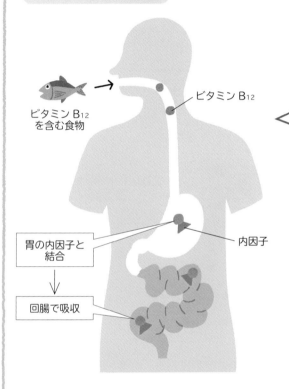

ビタミン B₁₂ の吸収

ビタミン B₁₂ を含む食物

ビタミン B₁₂

胃の内因子と結合

内因子

回腸で吸収

　原因としては、細胞のDNA合成に必要なビタミンB₁₂や葉酸の不足があります。

　ビタミンB₁₂は体内で合成することはできません。

　食事などから取りこんだビタミンB₁₂は、胃の壁細胞で作られる内因子と結合し、回腸で吸収されます。

　そのためビタミンB₁₂は、摂取不足のほか、こうした吸収過程が阻害されることによっても不足します。たとえば、慢性萎縮性胃炎による胃壁細胞の障害、胃切除、H₂拮抗薬の服用、回腸の病変などです。

　ビタミンB₁₂は体内のほとんどの細胞のDNA合成に必要なため、不足した状態が続くと、舌、毛髪、皮膚、神経系にも異常をきたします。貧血一般症状のほか、ビタミンB₁₂欠乏による、舌の乳頭萎縮による舌炎、口内炎、白髪、進行すると下肢知覚異常などの神経症状などが生じます。

　なお、胃がんなど胃粘膜の萎縮により内因子が欠乏し、ビタミンB₁₂の吸収が低下して起こる巨赤芽球性貧血を悪性貧血といいます。

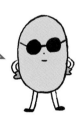

32 貧血の病態生理3：種類②

①再生不良性貧血って、どんな貧血？

再生不良性貧血は、血球のもとになる造血幹細胞の障害により、正常に血球がつくれないために生じる貧血です。多くの場合、汎血球減少症となります。

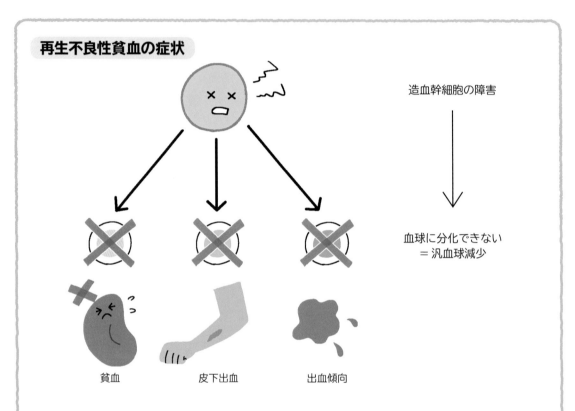

再生不良性貧血の症状

造血幹細胞の障害

血球に分化できない
＝汎血球減少

貧血　　　　皮下出血　　　　出血傾向

原因には、後天性と先天性があり、後天性では、薬剤や放射線被曝、発作性夜間血色素尿症などがありますが、原因がわからない特発性再生不良性貧血がほとんどを占めます。

先天性では、ファンコニ貧血があり、非常にまれな疾患です。

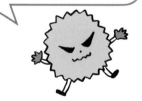

貧血一般の症状のほか、血小板減少による皮下出血、消化管出血などの出血傾向、白血球減少による易感染性などがみられます。

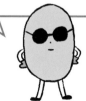

なお、再生不良性貧血は難病に指定されています。

大事な用語 ▶ 再生不良性貧血　溶血性貧血　遺伝性球状赤血球症　自己免疫性溶血性貧血
高ビリルビン血症

②溶血性貧血って、どんな貧血？

溶血性貧血は、赤血球自身もしくは赤血球をとりまく環境の異常により、赤血球破壊（溶血）が亢進することで生じます。

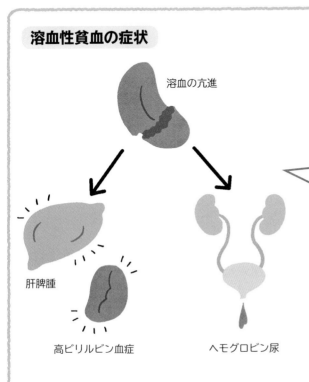

溶血性貧血の症状

溶血の亢進

肝脾腫

高ビリルビン血症

ヘモグロビン尿

赤血球自身の異常をきたす状態として、遺伝性球状赤血球症などがあります。

赤血球をとりまく環境の異常としては、自己免疫性溶血性貧血や血管内異物（人工弁、人工血管）などがあります。

溶血の多くは肝臓や脾臓で起こるため、肝脾腫（肝臓や脾臓の肥大）がみられます。溶血が血管内で起こると、尿中にヘモグロビンが排泄されるため、茶褐色のヘモグロビン尿がみられます。

また、赤血球破壊の亢進により赤血球中のヘモグロビンが大量に放出され、ビリルビンへと代謝されます。これにより高ビリルビン血症になると黄疸が生じ、さらに高ビリルビン血症が続くと、胆石を合併しやすくなります。

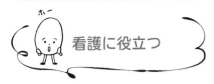 看護に役立つ　　　高ビリルビン血症

高ビリルビン血症は、血液中のビリルビンの濃度が高くなった状態です。このビリルビンには、間接ビリルビンと直接ビリルビンがあります。

古くなった赤血球は脾臓で分解されますが、このときにできるビリルビンが間接ビリルビンで、水には溶けません。その後、間接ビリルビンは肝臓でグルクロン酸と抱合して、水溶性の「直接ビリルビン」となり、胆汁とともに排出されます。

溶血性貧血における高ビリルビン血症では、肝臓の処理能力を超える量のビリルビンがつくられるため、間接ビリルビンが増加します。

33 白血病の病態生理1:種類

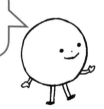

白血病とは、造血幹細胞の分化・成熟が停止して、まだ幼若な段階の血球が増え続けて骨髄のなかで腫瘍化した状態のことです。

①白血病の病態生理

「血液とは」の項で、すべての血球は造血幹細胞の分化・成熟することでつくりだされると解説しました(p.61)。

白血病では造血幹細胞に異常が起こり、成熟血球への分化が途中で止まり(分化・成熟能の低下あるいは停止)、まだ幼若な段階の細胞が制御を受けずに急速に増え続ける状態(腫瘍化した状態)に陥ります。その結果、通常の血球の産生場所である骨髄が白血病細胞(腫瘍細胞)に占拠されるために、血液細胞をつくる正常造血の場がなくなってしまうのです。

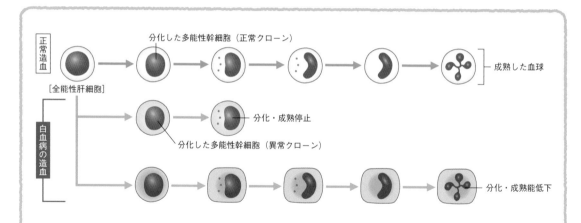

白血病を分類すると、骨髄性白血病とリンパ性白血病の2種類があり、さらに急性と慢性の観点から捉えることができます。主に急性では、急性骨髄性白血病、急性リンパ性白血病、慢性では慢性骨髄性白血病、慢性リンパ性白血病があります。

白血病の前段階にある状態として、骨髄異形成症候群があります。赤血球、血小板、白血球の血液細胞に機能や形の異常が認められます。

最終的に急性骨髄性白血病に移行する症例が多く、予後不良だとされています。

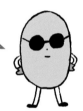

②急性白血病（急性骨髄性白血病・急性リンパ性白血病）ってどんな状態？

　造血幹細胞は自己複製機能で、自分自身を増やすことができ、正常クローンとして存在します。しかし白血病、とくに急性では、異常クローンとしての造血幹細胞が出現します。

　この異常クローンは幼若な段階までしか分化・成熟しないか、あるいは、異常が起こった段階で成熟を停止します。しかも非常に増殖力が高く、制御を受けずに腫瘍化した状態で急速に増え続けます。

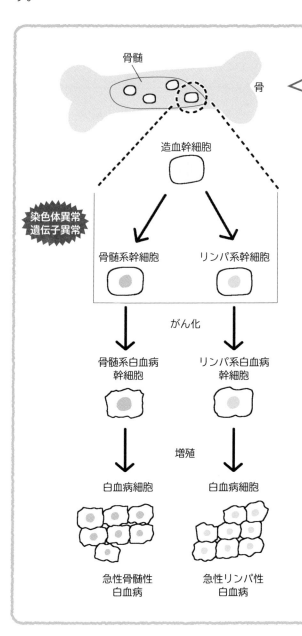

正常な造血幹細胞はまず、骨髄系幹細胞とリンパ系幹細胞の大きく2つに分化し、その後、細かく分化していきます。

　白血病細胞では、骨髄系幹細胞とリンパ系幹細胞のどちらの性状を有するかによって、急性骨髄性白血病と急性リンパ性白血病の2つに分かれます。

　そしてさらに、急性骨髄性白血病は細胞の性状によってM0〜M7に分類でき、急性リンパ性白血病も細胞の性状によってL1〜L3に分類できます。

ちなみに、Mは骨髄性（Myeloid）、Lはリンパ（Lymph）に由来します。

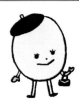

34 白血病の病態生理2：検査

①急性白血病ではどんな検査所見や症状が現れる？

　骨髄で白血病細胞が増殖し、正常造血の場を占拠した結果、末梢血中の正常白血球数（とくに顆粒球とりわけ好中球）の減少や、赤血球数と血小板の減少は、ほとんどの例でみられます。

急性白血病の骨髄像

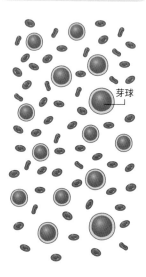

芽球

> 骨髄像ではほとんどの空間が白血病細胞（芽球）で占められています。大量の未分化な芽球と少量の分化・成熟した細胞が存在し、中間の分化段階の細胞が伴っていないこの状態を白血病裂孔といいます。

　正常白血球（顆粒球）数の減少によって易感染性や日和見感染※、血小板数の減少によって出血傾向、貧血によって動悸・息切れなどが現れます。

　また、肝脾腫（肝臓や脾臓の肥大）もみられるとともに、急性リンパ性白血病ではリンパ節腫脹を認めることが多くあります。

正常骨髄像

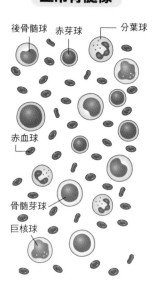

後骨髄球　赤芽球　分葉球

赤血球

骨髄芽球

巨核球

※日和見感染：免疫機能が低下している人において、通常ではほとんど病原性を発揮しない病原体によって起こる感染症

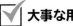
②慢性骨髄性白血病ってどんな状態？

　慢性骨髄性白血病の場合も、異常クローンが出現し、制御を受けずに増え続けますが、急性白血病とは違って不備ながらも分化・成熟していきます。その結果、一見正常にみえる顆粒球がびまん性に増殖します。この顆粒球は、幼若な芽球から成熟した好中球まで、各種成熟段階にある顆粒球です。

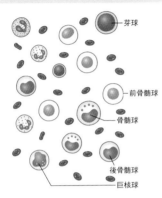

慢性骨髄性白血病骨髄像

- 芽球
- 前骨髄球
- 骨髄球
- 後骨髄球
- 巨核球

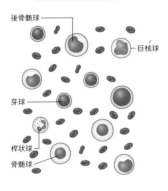

正常骨髄像

- 後骨髄球
- 巨核球
- 芽球
- 桿状球
- 骨髄球

　骨髄では、造血細胞の増殖が盛んで、過形成を呈します。

　進行すると芽球が増え、急性白血病と同じ状態になります。これを急性転化といいます。

　初期は無症状のことが多いのですが、白血球数は10～20万/μLにまで達するため、検診などで発見されることが少なくありません。血小板数は、正常もしくは、増加しているケースが多いです。進行すると、多くの例で貧血や肝脾腫がみられます。

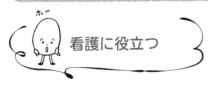

看護に役立つ　　**骨髄穿刺の援助**

白血病では、骨髄穿刺による骨髄検査が行われます。
穿刺部位は、胸骨、腸骨、幼児では脛骨など、太くて大きい骨が選択されます。皮膚の局所麻酔によって実施されますが、骨髄を抜くときには強い痛みを訴えることが多いため、患者さんの手が反射的に穿刺部にいくこともあるので注意しましょう。
また、血小板の減少から出血傾向にある場合もあり、穿刺針の抜去後はすばやく圧迫止血を行い、その後も完全に止血されるまで安静を維持させましょう。

35 尿酸とは

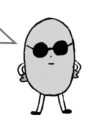

血中尿酸値が7mg/dL以上の状態のことで、進行すると急性の関節炎をともなう痛風をきたします。

①尿酸って何？

尿酸は、プリン体の最終代謝産物です。主に肝臓で分解されたプリン体が、最終的には尿酸となり、多くは尿中へ排泄されます（他に汗や便としても排泄）。

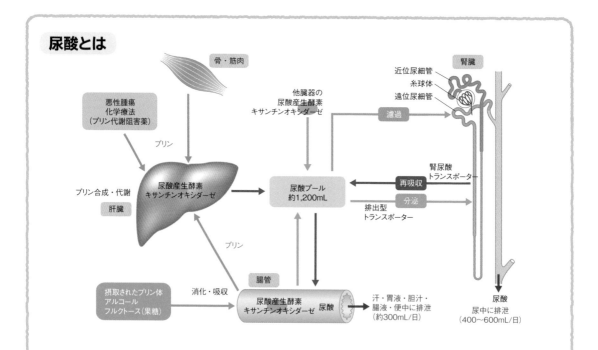

プリン体とは、プリン骨格をもつ物質の総称で、プリン塩基、身体活動のエネルギー源であるアデノシン三リン酸（ATP）、細胞内の核酸（DNAやRNA）などに含まれます。

プリン体が生体内で分解されて、尿酸にいたる過程をプリン代謝といい、ヒトの生命を維持するために欠かせない機能です。

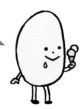

健常な成人の体液内には、尿酸が溶解した状態で約1,200mL存在し、尿酸プールとよばれます。

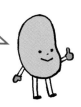

大事な用語

▶高尿酸血症　尿酸　プリン体　尿酸プール　ATP　DNA　RNA　肝臓

体内で代謝されるプリン体には、下記①～③があります。
　①新陳代謝によって生じるもの
　②運動によるエネルギー消費によって生じるもの
　③食物からの摂取

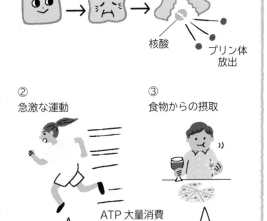

【①新陳代謝によって生じるもの】

新陳代謝により古い細胞が死滅するとき、細胞内の核酸（DNAやRNA）に含まれているプリン体が放出されます。

【②運動によるエネルギー消費によって生じるもの】

ATPが急激な運動や暴飲暴食などで大量に使用されると、そこに含まれるプリン体が放出されます。

なお、通常のゆるやかな運動では、使用されたATPはほとんどが再利用されるため、尿酸まで分解されるのはごく一部です。

また、肝臓では、飲酒によりATPの分解が進み、プリン体が放出されます。

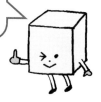

【③食物からの摂取】

食物由来のプリン体は、多くの細胞がつまっているレバーなどの内臓や乾燥して多くの細胞が凝縮された干物などに多く含まれています。

ただし、体内で産生される尿酸のうち、食物中のプリン体由来の尿酸は全体の20％程度で、あとの80％は①②の体内で合成されたプリン体が代謝されてつくられたものです。

36 高尿酸血症の病態生理

①高尿酸血症の病態生理

高尿酸血症は、血中尿酸値が7mg/dL以上の状態のことです。

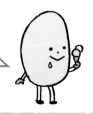

では、なぜ尿酸値が上がるのでしょうか。

尿酸値が上がる原因

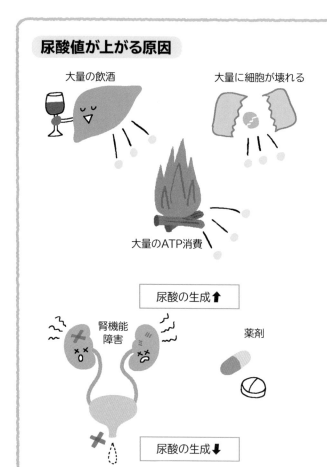

大量の飲酒

大量に細胞が壊れる

大量のATP消費

尿酸の生成↑

腎機能障害

薬剤

尿酸の生成↓

尿酸値が上がる理由は、①血液中に入ってくる尿酸の量の増加、もしくは②尿酸の排泄量の減少です。

①の原因には、大量の飲酒、激しい運動、肥満、がんや白血病、ストレス、プリン体の多い食事、暴食、大きな外傷・熱傷、遺伝などがあります。

②の原因には、遺伝、大量の飲酒、激しい運動、肥満、腎機能障害、利尿薬、抗結核薬、免疫抑制薬などがあります。

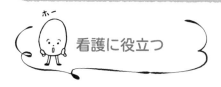

看護に役立つ　　　　生活習慣の改善

高尿酸血症では、食事や運動の指導など生活習慣の改善が大切です。

食事指導では、高プリン体食品は控え、プリン体の摂取の目安は1日400mgとします。ただし、摂取エネルギーを抑え、多種多様な食品をバランスよく食べることが重要です。

運動は、ATPからのプリン体の放出を増やすような急激な運動を控え、適度な有酸素運動を行うように指導します。

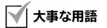
②高尿酸血症ではどんな状態になる？

　血液中の尿酸値が上がると、体内のさまざまな場所に尿酸塩（尿酸ナトリウム）の結晶が沈着し、疼痛や、機能障害を起こします。これを痛風といいます。

　突然に起こる腫脹と激しい痛みを伴う関節炎（痛風関節炎）を痛風発作といいます。第1中足趾関節（足の親指のつけ根）が最も多く、足関節、足の甲、アキレス腱のつけ根、膝関節、手関節にも起こることがあります。

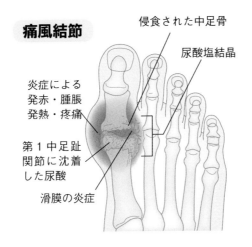

痛風結節

侵食された中足骨

尿酸塩結晶

炎症による
発赤・腫脹
発熱・疼痛

第1中足趾
関節に沈着
した尿酸

滑膜の炎症

　腎臓の尿細管への尿酸塩の沈着は痛風腎といい、尿細管の再吸収の機能が低下し、尿比重の低下がみられます。尿中の尿酸が結晶化して、尿管結石を引き起こすこともあります。

　高尿酸血症の状態が長く続くと頻度は低いですが、足指、膝、肘、手指、足などの関節や関節周囲に、尿酸塩の結晶が塊となって沈着する痛風結節が生じることがあります。通常、痛みはなく、治療により尿酸値を低めにコントロールできれば結節も小さくなり、消失していきます。

　ただし、放置してしまうと、関節の変形・破壊をきたすことがあります。

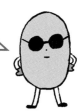

37 腎臓の解剖生理

腎不全とは、腎臓の濾過(ろか)機能が低下し、窒素代謝産物の排泄や、水・電解質の調整機能が阻害された状態です。

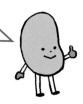

①腎臓ってなに？

腎臓は左右に1つずつ存在し、ソラマメのような形状をしています。このソラマメ1つ分には、約100万個のネフロンという組織が集合しています。ネフロンは、毛細血管の塊である糸球体(しきゅうたい)と、これを包んでいるボーマン嚢(のう)と、尿細管から形成されます。

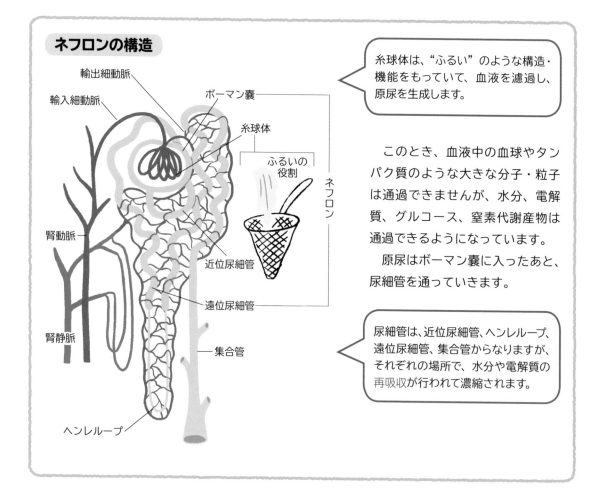

ネフロンの構造

- 輸出細動脈
- 輸入細動脈
- ボーマン嚢
- 糸球体
- 腎動脈
- 近位尿細管
- 遠位尿細管
- 腎静脈
- 集合管
- ヘンレループ
- ふるいの役割
- ネフロン

糸球体は、"ふるい"のような構造・機能をもっていて、血液を濾過し、原尿を生成します。

このとき、血液中の血球やタンパク質のような大きな分子・粒子は通過できませんが、水分、電解質、グルコース、窒素代謝産物は通過できるようになっています。

原尿はボーマン嚢に入ったあと、尿細管を通っていきます。

尿細管は、近位尿細管、ヘンレループ、遠位尿細管、集合管からなりますが、それぞれの場所で、水分や電解質の再吸収が行われて濃縮されます。

---

②腎臓のはたらきは？

　もし毎日摂っている水分がどんどん血管に流れていったら……、溢れてしまいますね。そこでこの経路には、一定の流量を保てるように排出口があります。これが腎臓です。そして、ここから排出される水分が尿で、その量は成人で1日約1.0～1.5Lです。

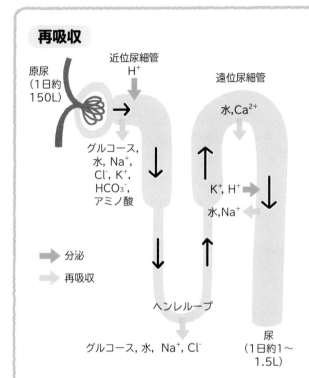

再吸収

原尿（1日約150L）
近位尿細管 H⁺ → H^+
遠位尿細管
グルコース, 水, Na^+, Cl^-, K^+, HCO_3^-, アミノ酸
水, Ca^{2+}
K^+, H^+
水, Na^+

➡ 分泌
➡ 再吸収

ヘンレループ
グルコース, 水, Na^+, Cl^-
尿（1日約1～1.5L）

　尿には、水分だけでなく、タンパク質の代謝で生じる老廃物である窒素代謝産物や、余分な電解質も含まれています。

　ただし、水分・電解質はすべて排泄されるわけではなく、尿細管で再吸収されます。こうして体内のpHが7.4±0.05になるよう、酸塩基平衡を調節しています。

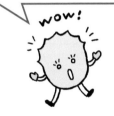

> ほかにも、腎臓はさまざまな体内環境の調整を行っています。

wow!

　赤血球の生成にかかわるホルモンであるエリスロポエチンや、血圧上昇に作用するレニンは、腎臓で産生されます。

　また、ビタミンDを、腸管からのカルシウム吸収を促す活性型ビタミンDに変換する役割ももっています。

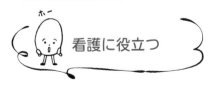

看護に役立つ　　　乏尿、無尿、多尿って？

成人で1日約1.0～1.5Lの尿が排泄されますが、さまざまな原因により、尿が多かったり少なかったりすることがあります。
1日の尿量が500mL以下の場合を「乏尿」
100mL以下の場合を「無尿」
反対に尿が1日3,000mL以上出ることを「多尿」と表現します。

38 腎不全の病態生理1

①腎不全の病態生理

腎不全とは、腎臓の機能が低下し、窒素代謝産物の排泄や、水・電解質の調整機能が阻害された状態です。では、腎機能の低下はなぜ起こるのでしょうか。

腎機能が低下するのは、腎臓への血液の流入から尿の排泄までの過程のどこかに障害が起きた場合だと考えられます。

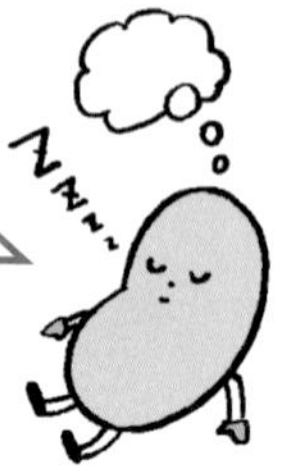

【 腎臓への血流が減少した場合 】

①腎臓への血流が減少した場合

②糸球体や尿細管など腎臓自体に障害がある場合

③尿が体外へと排泄される経路が障害された場合

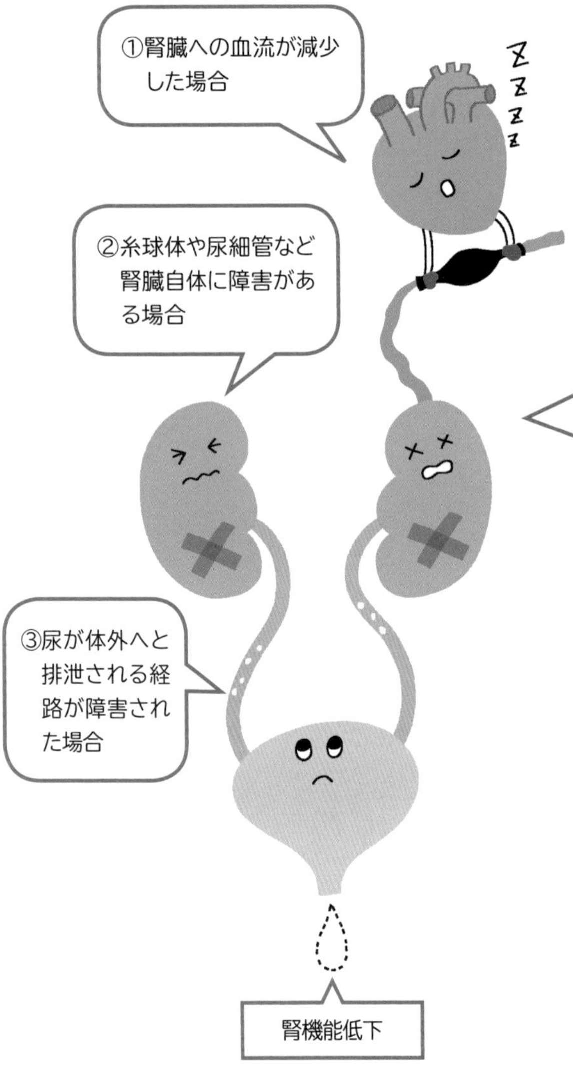

腎臓に血液が入ってこなければ、尿を作ることはできません。体内の循環血液量が減少すれば、腎臓に流入する血液の量も減少して、尿も少なくなってしまうというわけです。この場合、腎臓よりも前の段階で起こっている障害なので、腎前性といいます。

循環血液量が減少する要因としては、失血、心機能の著しい低下、ショックによる全身の血圧低下などが考えられます。

腎機能低下

【 糸球体や尿細管など腎臓自体に障害がある場合 】

　糸球体に異常が生じると、濾過機能が正常に働かなくなり、普段は通過しないタンパク質や赤血球などの細胞が通過してしまったり、反対に、普段通過している老廃物が通過できずに溜まったりします。

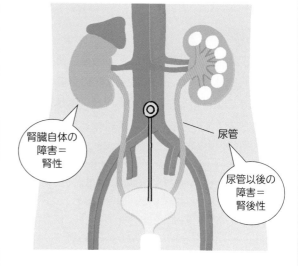

腎臓自体の
障害＝
腎性

尿管

尿管以後の
障害＝
腎後性

> この場合、腎臓自体の障害なので、腎性といいます。

> 糸球体の異常には、糸球体腎炎など糸球体の炎症、糖尿病腎症など高血糖の持続による糸球体の硬化などがあります。

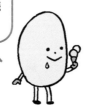

　次に、尿細管の異常には、尿細管周囲の結合組織に炎症が生じる間質性腎炎や、薬物や重金属による中毒で起こる、急性尿細管壊死などがあります。

【 尿が体外へと排泄される経路が障害された場合 】

　腎臓でつくられた尿は、尿管を通って膀胱に流れていき、膀胱から尿道を通って体外に排泄されます。そのため、尿管や尿道が結石、腫瘍などによって閉塞されると、尿が排泄されなくなります。尿が排泄されずに滞ると、やがて腎臓での尿の生成も滞るようになります。

> この場合、腎臓の後の段階における障害なので、腎後性といいます。

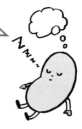

39 腎不全の病態生理2

①腎不全にいたる疾患は？

　ほとんどすべての腎臓疾患が腎不全になる可能性があります。ここでは、代表的な原因疾患について解説します。

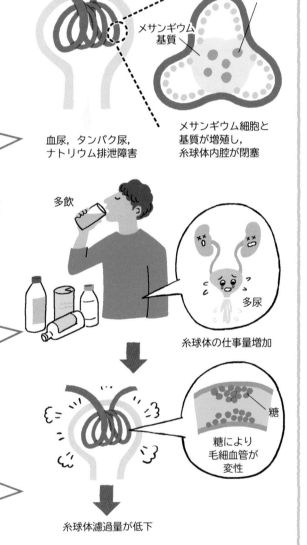

【 糸球体腎炎 】

　A群β溶血性レンサ球菌などの感染による急性糸球体腎炎や、IgA腎症などの免疫学的機序による慢性糸球体腎炎など、種類はさまざまですが、いずれも糸球体と、その周辺組織に炎症が起こる疾患です。

> 糸球体の内腔がメサンギウム細胞と基質の増殖により狭くなっていき、進行すると閉塞してしまいます。

　これにより糸球体濾過量は低下し、血尿、タンパク尿、ナトリウム排泄障害などがみられます。

メサンギウム細胞

メサンギウム基質

血尿，タンパク尿，ナトリウム排泄障害

メサンギウム細胞と基質が増殖し，糸球体内腔が閉塞

【 糖尿病性腎症 】

> 高血糖が持続すると、高浸透圧を是正するため多飲・多尿が生じ、その結果、循環血液量が増えます。

　すると、腎臓は通常よりも多くの水分を体外に排泄するため、糸球体の負担が増します。

> 同時に、糖は毛細血管の基底膜のタンパクに結合することで、細小血管障害を起こします。これにより、糸球体毛細血管も障害されます。

多飲

多尿

糸球体の仕事量増加

糖

糖により毛細血管が変性

糸球体濾過量が低下

　これらの要因により糸球体が硬化して、腎機能が低下していきます。
　症状は、軽度ではみられないことも多く、微量アルブミン尿から始まり、持続性タンパク尿がみられるようになって、浮腫や貧血、全身倦怠感といった症状が出現します。

②腎不全になるとどうなるの？

　腎不全には、数時間〜数日の間に急激に腎機能が低下する「急性腎不全（急性腎障害）」、数か月から数年かけて腎不全となる場合を「慢性腎不全」といいます。

　ここでは、それぞれの経過から、どのような症状が現れるかをみていきましょう。

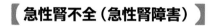

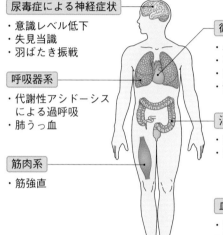

　発症から数日〜数週間は、乏尿（1日の尿量が400mL以下）または無尿（1日の尿量が100mL以下）となります。

　これにより、窒素代謝産物や電解質の排泄が低下するため、BUN（血中尿素窒素）や血清クレアチニンの上昇、高カリウム血症がみられます。また、HCO_3^-、H^+ の排泄が低下することにより体液が酸性に傾き、代謝性アシドーシスとなります。

乏尿（無尿）が続くと、体内に水が溢れ（溢水）、浮腫、心不全、肺水腫、高血圧などを引き起こします。

急性腎不全（急性腎障害）

尿毒症による神経症状
・意識レベル低下
・失見当識
・羽ばたき振戦

呼吸器系
・代謝性アシドーシスによる過呼吸
・肺うっ血

筋肉系
・筋強直

循環器系
・心不全
・不整脈
・高血圧
・低血圧

消化器系
・悪心・嘔吐
・消化管出血

血液・凝固系
・腎性貧血
・易出血性

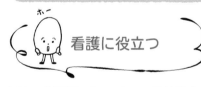

看護に役立つ　　　CKD（慢性腎臓病）

近年、慢性腎不全とは別に、慢性腎臓病（CKD）という疾患概念が提唱されています。これは、腎障害や腎機能低下を早期に発見し、適切な介入を行うことによって、透析などの腎代替療法が必要となる末期腎不全や心血管疾患への移行を抑制しようという概念です。
CKD は、「腎臓の障害」もしくは「腎機能低下」が 3 か月以上持続している状態と定義されています。CKD の重症度分類において、慢性腎不全はステージ G3b 以上、いわゆる透析導入予備軍〜末期腎不全患者に相当します。また、急性腎障害との関連では、急性腎障害は CKD の発症リスクだとされています。

40 腎不全の病態生理3

【 慢性腎不全 】

　慢性糸球体腎炎や糖尿病腎症などが長く続くと、糸球体は硬化していきます。つまり、正常なネフロンの数が減少して、糸球体濾過量が低下し、腎不全が進行していきます。

　発症初期には無症状であることが多く、糸球体濾過量（GFR）が50%以下（正常値を100%として計算）になると、血液検査値の異常や身体症状が出現してきます。

慢性腎不全の病期分類

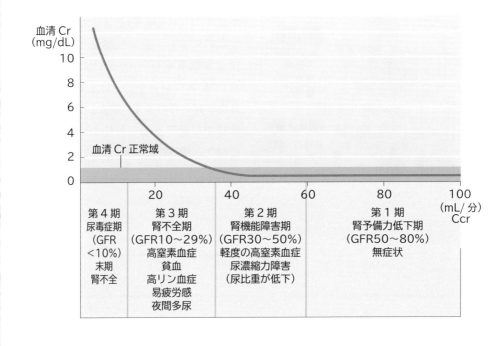

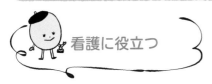 看護に役立つ　　糸球体濾過量（GFR）とクレアチニン（Cr）

糸球体濾過量(GFR)とは、単位時間内にどのくらいの血漿量が糸球体で濾過されるかを表す値です。言い換えると、単位時間内に糸球体からボーマン嚢へ通過した血漿の量です。そのため、腎機能の低下とは、GFRの低下のことであるともいえます。

また、クレアチニン (Cr) は、窒素を含んだ老廃物の一種で、通常は尿中に排出されます。血清クレアチニンの基準値は男性で 0.60 ～ 1.10mg/dL、女性で 0.45 ～ 0.80mg/dL であり、上昇している場合は、腎機能が低下していると判断できます。

クレアチニンを排泄するのに、どのくらいの血漿量が必要かを示した値を、「クレアチニンクリアランス (Ccr)」といい、Ccr から GFR を推定する GFR 推算式 (eGFR) があります。

【 血液検査の異常 】

慢性腎不全では、一度尿中に排泄された水分・窒素代謝産物・電解質が再度体内に戻る非選択的再吸収（逆拡散）という現象が起こります。これにより、BUN・血清クレアチニン値の上昇、高カリウム血症、高リン血症、代謝性アシドーシスがみられます。

また、腎臓で作られているエリスロポエチンの分泌が低下することにより、腎性貧血も生じます。

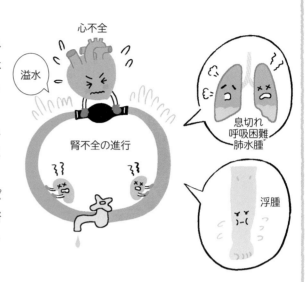

【 溢水による身体症状 】

溢水により、心不全や呼吸不全（息切れ、呼吸困難）が生じるほか、レニン-アンギオテンシン-アルドステロン系が亢進して高血圧をきたします。

【 骨代謝異常 】

生体内では、血清リン値×血清カルシウム値が一定になるように調節されています。そのため、腎機能の低下により高リン血症となると、同時に低カルシウム血症が生じます。また、活性型ビタミンDの産生が低下することで、カルシウムの吸収が低下し、低カルシウム血症が助長されます。

その結果、骨がもろくなる骨軟化症や、骨以外の関節などにカルシウムが沈着する異所性石灰化を引き起こします。

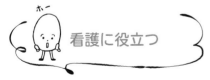 看護に役立つ　　　　レニン-アンギオテンシン-アルドステロン系

糸球体には、輸入細動脈と輸出細動脈のそばに「傍糸球体装置」があり、糸球体への血流量と、そのなかに含まれる電解質の量や、尿量、尿に含まれる電解質の量を常に監視しています。

腎血流量や原尿量が低下すると、傍糸球体装置が感知して、「レニン」を分泌します。レニンは、血液中の「アンギオテンシノーゲン」を「アンギオテンシンI」に変換します。

アンギオテンシンIは、アンギオテンシン変換酵素（ACE）によって、「アンギオテンシンII」に変換されます。アンギオテンシンIIは、血管収縮作用を持ち、血圧を上昇させます。また、副腎皮質から「アルドステロン」の分泌を促します。

アルドステロンは、尿細管に作用し水と Na^+ の再吸収を促進します。これにより、血中 Na 濃度が上昇して、血圧の上昇につながります。

41 尿路の解剖生理

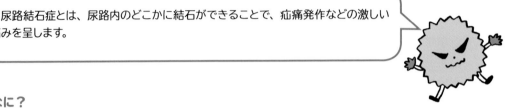

尿路結石症とは、尿路内のどこかに結石ができることで、疝痛発作などの激しい痛みを呈します。

①尿路ってなに？

尿路は、腎臓で生成された尿を輸送する経路です。腎臓、尿管、膀胱、尿道で構成されています。

腎・尿路の構造

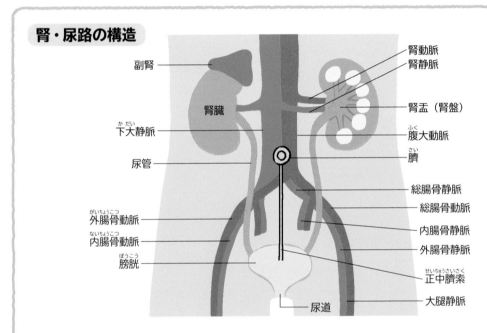

- 副腎
- 腎臓
- 下大静脈（かだい）
- 尿管
- 外腸骨動脈（がいちょうこつ）
- 内腸骨動脈（ないちょうこつ）
- 膀胱（ぼうこう）
- 尿道
- 腎動脈
- 腎静脈
- 腎盂（腎盤）
- 腹大動脈（ふく）
- 臍（さい）
- 総腸骨静脈
- 総腸骨動脈
- 内腸骨静脈
- 外腸骨静脈
- 正中臍索（せいちゅうさいさく）
- 大腿静脈

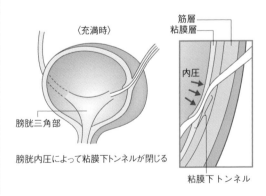

〈充満時〉
- 膀胱三角部
- 膀胱内圧によって粘膜下トンネルが閉じる
- 筋層
- 粘膜層
- 内圧
- 粘膜下トンネル

腎臓を出た尿は、尿管を通って膀胱に行きます。尿管は、全長約22〜30cm、直径約5mmの管です。

尿管には、①腎盂尿管移行部、②総腸骨動脈交差部、③膀胱壁内部の3つの生理的狭窄部があります。

膀胱は、尿を一時的に蓄える器官です。膀胱壁は粘膜、筋層、外層の3層に区別され、筋層は、内縦走筋、中輪状筋、外縦走筋という3層の不随意平滑筋（排尿筋）で成り立っています。

尿道は、男性の場合、約18〜20cm、女性の場合、約2.5〜4cmです。

尿が膀胱に蓄積すると、大脳皮質の排尿中枢と情報をやりとりし、関係する筋が収縮と弛緩を実施して、蓄尿から排尿へと至ります。

> 通常、排尿中に尿は逆流しません。膀胱に、排尿中に尿が逆流しないような仕組みが備わっているからです。

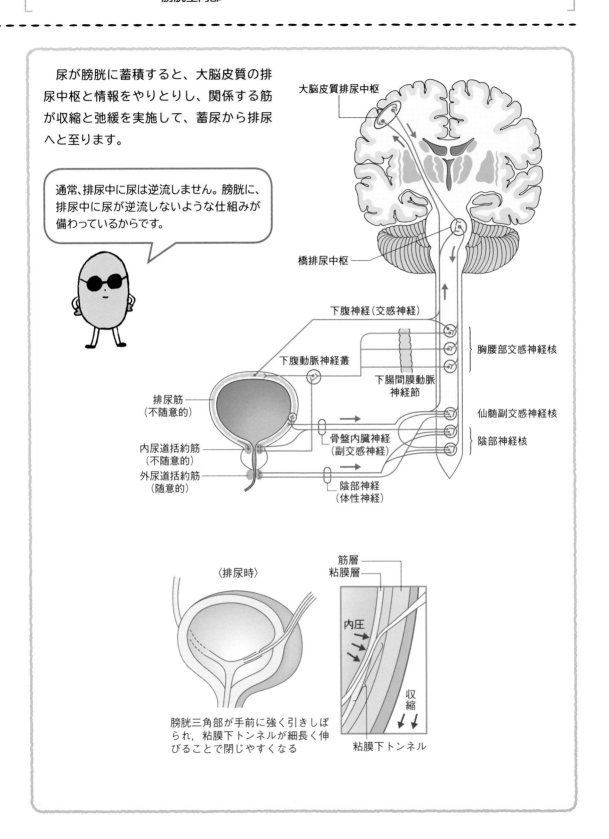

〈排尿時〉

膀胱三角部が手前に強く引きしぼられ，粘膜下トンネルが細長く伸びることで閉じやすくなる

42 尿路結石症の病態生理

①尿路結石症の病態生理

尿路結石症とは尿路内のどこかに、なんらかの原因で結石ができることです。

結石の存在部位によって、①腎結石、②尿管結石、③膀胱結石、④尿道結石などに分類できます。

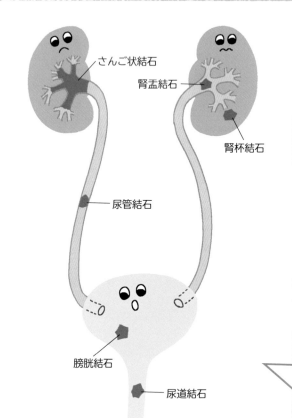

さんご状結石

腎盂結石

腎杯結石

尿管結石

膀胱結石

尿道結石

結石を構成する成分によって、シュウ酸カルシウム結石、リン酸カルシウム結石、尿酸結石、システィン結石などに分類できます。

特にシュウ酸カルシウム結石とリン酸カルシウム結石の混合したものは高い頻度で発生します。

大きさは、小結石（腎砂、砂状の結石）から腎盂・腎杯を満たすサンゴ状結石まで、さまざまです。

腎や尿管にできるものを上部尿路結石、膀胱や尿道にできるものを下部尿路結石といいます。このうち、上部尿路結石がほとんどを占め、30～50歳代の男性に多く発症します。

尿管の狭窄、前立腺肥大症、脳性麻痺などでの長期臥床者では、尿流の停滞から結石が形成されやすくなります。また、グラム陰性桿菌による尿路感染では、尿素からアンモニアを形成することで尿をアルカリ化し、結石を形成します。

その他、ステロイド薬、アセタゾラミド、プロベネシド（尿酸排泄促進薬）、活性型ビタミンD製剤、インジナビル（AIDS治療薬）などで服用する薬物が結石を形成することもあります。

近年の生活習慣の変化による、高カロリー、高タンパク、高脂質の食事も結石の形成を促しているとされています。

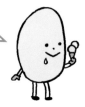

大事な用語 ▶ 腎結石　尿管結石　膀胱結石　尿道結石　上部尿路結石　下部尿路結石　体外衝撃波砕石術

②尿路結石症になるとどうなるの？

　結石が腎臓内にあるときは、多くの場合、症状が現れません。しかし、腎から尿管へと下降してくると、激しい痛みを伴う疝痛発作（せんつうほっさ）が起きます。

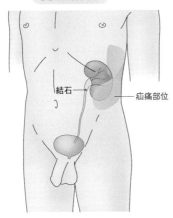

腎盂結石

結石

疝痛部位

　疝痛発作とは、突発的に始まった痛みがだんだんと強くなり、やがて徐々に軽減し消失する状態です。

　痛みは腰背部、側腹部、下腹部へと広がり（放散痛）、悪心・嘔吐、冷汗、腹部膨満、顔面蒼白、頻脈、血圧低下を起こすことがあります。また、しばしば血尿も認めます。

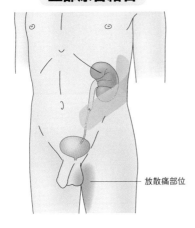

上部尿管結石

放散痛部位

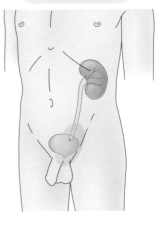

下部尿管結石

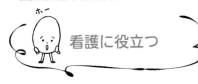

看護に役立つ　　**尿路結石症の患者指導**

尿路結石症は、泌尿器科領域でも頻度の高い疾患です。高血圧、糖尿病、脂質異常症、高尿酸血症などの生活習慣病や肥満との関連が指摘され、体外衝撃波砕石術などの治療によって結石を取り除いたとしても、再発する可能性が高いといわれています。
再発予防では、水分の多量摂取に加えて、肥満の防止、食生活の改善が重要です。患者さんの生活状況を把握し、適切な食事や生活指導につなげていきましょう。

43 脳の解剖生理1：脳神経①

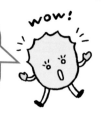

脳血管障害とは、脳出血や脳梗塞などに代表されるように、脳内の血管が破れたり閉塞したりする状態のことです。

①脳神経ってなに？

脳は、主に大脳、間脳、小脳、脳幹に分かれ、それぞれ異なるはたらきをもちます。

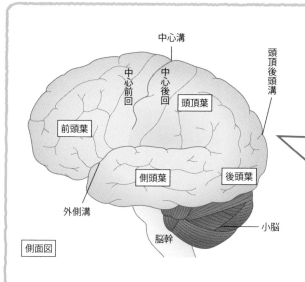

中心溝
頭頂後頭溝
中心前回
中心後回
頭頂葉
前頭葉
側頭葉
後頭葉
外側溝
脳幹
小脳
側面図

脳の約80％を占めるのが大脳で、大脳縦裂を境に、左右2つの大脳半球に分かれます。

大脳半球はさらに、溝を堺に前頭葉、頭頂葉、側頭葉、後頭葉と4つの大脳葉に分けられます。前頭葉と頭頂葉の境の溝を中心溝、頭頂葉と後頭葉の境の溝を頭頂後頭溝といいます。

全体を眺めると大脳は、マツタケの傘のような形で間脳と脳幹にある中脳を覆ったようにみえます。

脳表面は、大脳皮質（灰白質）とよばれ、高密度に存在する神経細胞体（ニューロン*のなかの細胞体のある部分）によって構成されています。見た目が灰白色（グレー）であることから、灰白質とよばれているのです。

*ニューロン：神経細胞。細胞体と2種類の突起（樹状突起、神経突起）からなる

大脳皮質（灰白質）
脳梁
大脳白質
視床
尾状核
扁桃体
視床下部
淡蒼球
被殻

神経系は、中枢神経系とそれ以外の末梢神経系に分類されます。

> 中枢神経系は、頭蓋と脊椎管という骨に保護された神経系で、大脳、間脳（視床および視床下部と下垂体）、中脳、小脳、橋、延髄、頸髄、胸髄、腰髄、仙髄、尾髄までを指します。

一方、末梢神経系は、皮膚や筋肉、内臓など身体のあらゆる部分を支配しています。さらに、体性神経系（身体の神経系）と自律神経系（内臓の神経系）とに分かれます。自律神経系では、中枢からの神経情報を伝える神経線維が、そのはたらきに応じて交感神経と副交感神経に分かれます。

大脳皮質よりも深層にある大脳白質は、脳の各部を連絡する神経線維（ニューロンより出た線維）の束、①交連線維、②連合線維、③投射線維の3種類によって構成されています。

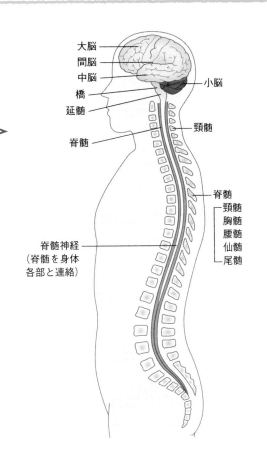

【交連線維】

横に走って左右の大脳半球をつなぐとともに、脳梁を形成します。

【連合線維】

大脳半球内のある場所から他の場所へ情報を伝達します。

【投射線維】

身体各部からの刺激（知覚）を中枢に伝達します。

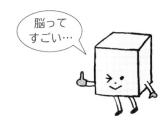

45 脳の解剖生理3：脳神経③

①脳からの命令は、身体の各部へどうやって送られるの？

　一次運動野の神経細胞の神経線維は、橋や延髄にある脳神経核や脊髄の前根まで伸びています。そこで脳神経や脊髄神経に情報をバトンタッチします。

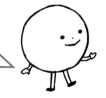

> この神経線維の走行を錐体路といいます。

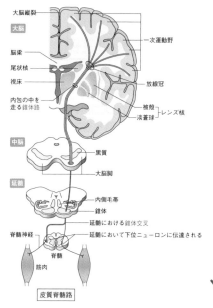

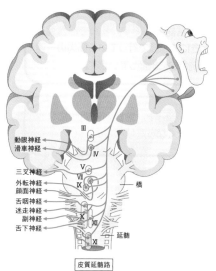

> 神経線維の大部分は、延髄の錐体で反対側に交叉（錐体交叉）するので、左の大脳半球から出た線維は右半身を支配します。

　大脳皮質（主に運動野）から脊髄へ向かう神経線維のなかには、錐体路を通らない錐体外路という神経走行があります。錐体路が随意運動に関与し、錐体外路は主に不随意運動に関与しています。

　さらに、大脳皮質（運動野）から出た錐体外路系の多くは、大脳基底核や脳幹部の神経核（前庭神経核など）と連絡しており、大脳皮質、小脳、視覚器、平衡器との間の連絡調整を行い、運動がスムーズにいくよう調節しています。

　錐体外路系のなかでも重要なのが、大脳基底核です。大脳深部白質や間脳や中脳のなかに点在する神経細胞の集団（灰白質）で、線条体（尾状核と被殻）、淡蒼球、黒質、視床下核から構成され、扁桃体も含まれます。

> 大脳基底核は、動かす筋肉の組み合わせや動きの順番を計画して、複雑な動きを調節しているのです。

②間脳（視床、視床下部、下垂体）ってなに？

　間脳は、大脳と中脳の間に位置しており、視床と視床下部から構成され、視床下部には漏斗を介して下垂体が垂れ下がっています。

脳幹部の構造

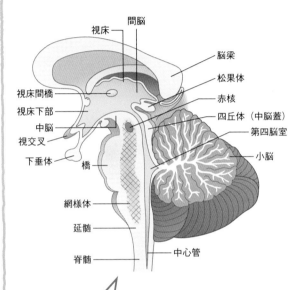

視床には、体外・体内からのすべての感覚情報が上行路を通って集まり、ここで解析・統合処理、修飾が加えられます。その後、投射線維によって大脳皮質（感覚野）に伝達され、知覚として認識されるとともに、一部は大脳辺縁系に送られます。

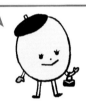

また視床は、いわゆるフィルターの役割をしており、生体にとって意味のある情報だけがここを通過できると考えられています。

視床下部は、ヒトの生命活動のなかで、身体の内的状態や精神的状態を制御する中枢で、いわば神経系と内分泌系をつなぐ重要な存在です。

　その制御は、神経機能（自律神経）と視床下部と下垂体のもつ内分泌機能によって行われています。たとえば、体温調節（温度受容器）、体液の浸透圧や体液量の調節（浸透圧受容器）、摂食や飲水欲求の調節（空腹中枢、満腹中枢、渇中枢）、循環器や消化管や膀胱の機能の調節（ホルモン受容体）などです。

下垂体は、前葉と後葉に分けられます。前葉では、視床下部からのホルモン刺激を受けて甲状腺刺激ホルモンや副腎皮質刺激ホルモン、性腺刺激ホルモンなどを分泌します。

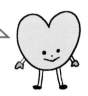

　また、視床下部でつくられた抗利尿ホルモンとオキシトシンが神経線維を通って後葉に蓄えられ、必要に応じて血中に分泌されます。

46 脳の解剖生理4：動脈

①脳内の動脈はどう走行している？

　脳内には、心臓（左心室）から出て大動脈より分岐した、左右一対ずつの内頸動脈系と椎骨動脈系が走行しています。

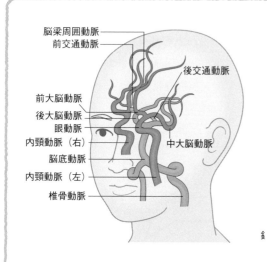

内頸動脈は、頭蓋内に入ると外側の太い中大脳動脈と内側の前大脳動脈に分岐します。前大脳動脈は前交通動脈を介して反対側の前大脳動脈と連絡し、分岐前の内頸動脈が後交通動脈を介して後大脳動脈と連絡します。

　椎骨動脈は、大動脈から分岐した後に橋前面で合流して脳底動脈となり、その後、大脳に入って左右の後大脳動脈となります。後大脳動脈は上述のとおり、後交通動脈を介して内頸動脈と連絡します。

　脳内動脈の特徴は、ウィリス（Willis）動脈輪の存在があることです。左右の前大脳動脈は前交通動脈によって、左右の内頸動脈と後大脳動脈は後交通動脈によって、それぞれつながることで輪ができあがります。

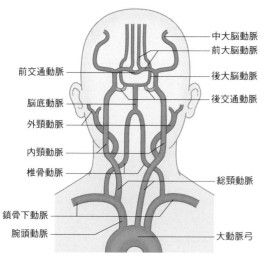

これは血流を安定させるための側副血行路の役割を果たしているのです。

ウィリス動脈輪

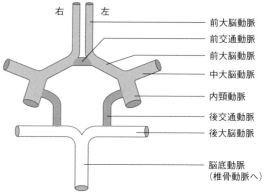

②それぞれの脳血管はどの部位に栄養を供給している？

　大脳は、最表面の大脳皮質(灰白質)と、内側面の白質で構成されています。大脳皮質はさらに前頭葉、頭頂葉、後頭葉、側頭葉に分けられ、内側面(白質)には内包、大脳基底核、放線冠(視放線)、間脳(視床、視床下部)が存在します。それぞれの栄養供給について見ていきましょう。

【 大脳皮質の栄養 】

　大脳皮質は中大脳動脈が栄養しています。また、視神経や網膜を栄養する内頸動脈が、中大脳動脈を通して、前頭葉、頭頂葉の前部、頭頂葉の後部と側頭葉を栄養しています。

　中大脳動脈は、前頭葉と頭頂葉の前部を栄養する分枝と、頭頂葉の後部と側頭葉を栄養する分枝があり、それぞれさらに細い分枝に分かれています。

【 白質の栄養 】

　大脳半球内側面は、前大脳動脈と後大脳動脈が栄養しています。また、中大脳動脈の近位部(心臓に近い部分)からレンズ核線条体動脈が分岐し、内包、大脳基底核、放線冠(視放線)を栄養しています。

　前大脳動脈は、大脳半球内側面の脳梁の前方部分3/4を、前脈絡叢動脈は内包後脚、内包後脚の後外側の白質を栄養しています。

　後大脳動脈は、側頭葉の内側下面と、後頭葉の内側下面(大脳半球の内側面の後ろ1/4)、視床、視床下核、赤核を栄養しています。また、後大脳動脈からは穿通枝*であるレンズ核線条体動脈が分岐し、視床外側核の後外側から内包などを栄養しています。

*穿通枝：主幹脳動脈から枝分かれして、脳の深い部分に栄養を送り届ける細い血管

　同じく後大脳動脈から穿通枝の視床穿通枝動脈が分岐し、赤核、視床外側核などを栄養しています。穿通枝の血管は、他の血管との吻合をもたない終末動脈のため、たとえばこれが閉塞すると、閉塞部の末梢脳組織は梗塞に陥ってしまいます。

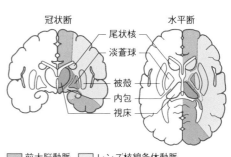

なお、中脳、橋、延髄、小脳(上小脳動脈と下小脳動脈)の栄養は、椎骨動脈と脳底動脈が主に担っています。

47 脳血管障害の病態生理1：出血と梗塞

①脳血管障害の病態生理

　脳血管障害とは、脳内の血管が破れたり閉塞したりする状態のことで、大きく分けて脳出血、脳梗塞、クモ膜下出血、硬膜下出血、硬膜外出血があります。

※本書では、脳出血と脳梗塞の2つを中心に解説します

【 脳出血 】

　脳内の血管が破れ、通常は限られた範囲の場所に血液が溜まって固まります（限局性の血腫の形成）。

【 脳梗塞 】

　脳内の血管が閉塞することで血流障害が生じ、脳実質が壊死をきたした状態です。一過性脳虚血発作(TIA)も含みます。TIAは、脳局所の神経症状が急速に出現し、24時間以内に完全に消失する病態で、脳梗塞の前駆症状として重要です。

【 クモ膜下出血 】

　クモ膜下腔という特別な中枢神経系の空間の出血で、出血した血液がクモ膜下腔に広がるものです。

【 硬膜下出血 】

　硬膜下腔の静脈が破れたために起こる慢性の出血です。

【 硬膜外出血 】

　多くの場合、頭部外傷によって起こります。

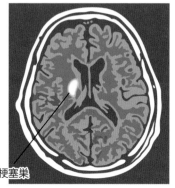

梗塞巣

脳梗塞(MRI画像のイメージ)

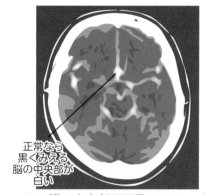

正常なら
黒くみえる
脳の中央部が
白い

クモ膜下出血(CT画像のイメージ)

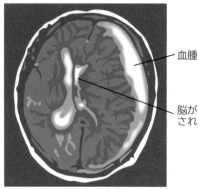

血腫

脳が圧迫
されている

硬膜下出血(MRI画像のイメージ)

②脳梗塞はどんな状態？

　脳梗塞とは、脳内の血管が閉塞することで血流障害が生じ、脳実質が壊死された状態です。脳血流量が正常の30％以下になるとその部位の機能は障害され（不完全梗塞）、10～20％以下になると組織学的に元には戻らない不可逆性の変化である梗塞状態になります。

　アテローム血栓性脳梗塞、ラクナ梗塞（小窩巣性梗塞）、心原性脳塞栓症の3つに分類されます。

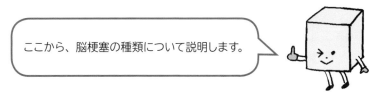

ここから、脳梗塞の種類について説明します。

【 アテローム血栓性脳梗塞 -1 】

アテローム…って何だろう？

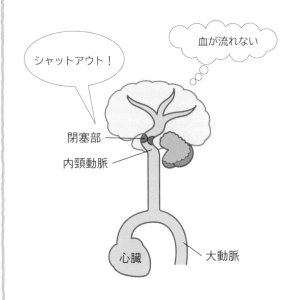

シャットアウト！

血が流れない

閉塞部

内頸動脈

心臓

大動脈

　コレステロール（脂質）などのかたまり（アテローム硬化）が、脳動脈（皮質系動脈）のある部位に集まって完全閉塞を起こすものと、その部位よりも末梢へとアテローム硬化の一部が飛んで血栓性塞栓症を起こす動脈原性塞栓症があります。

　脳動脈の狭窄や閉塞によってその灌流域に虚血（血流の欠乏）が生じますが、側副血行路があるため、同じ血管で同じ程度の狭窄でも虚血の程度はさまざまです。

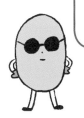

脳出血と同様に、障害部位と出現症状はよく対応しますが、閉塞血管部位と出現する神経症状が明確に対応しないこともあります。

48 脳血管障害の病態生理2：脳梗塞

【 アテローム血栓性脳梗塞 -2 】

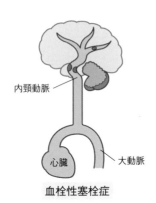

内頸動脈

心臓

大動脈

血栓性塞栓症

・内頸動脈の閉塞：意識障害、精神障害、病巣と反対側の運動麻痺（とくに片麻痺）、感覚障害。優位半球の内頸動脈閉塞では失語・失行症

・中大脳動脈の閉塞：中大脳動脈の起始部の閉塞では病巣と反対側の片麻痺・半身感覚障害。他にも内頸動脈閉塞と同様の症状が出現

・前大脳動脈の閉塞：前交通動脈より遠位部の閉塞で、病巣と反対側の半身感覚麻痺や下肢の強い片麻痺、尿失禁、強制把握（意思とは無関係に手を離せなくなる状態）、種々の原始反射など

・前脈絡叢動脈の閉塞：病巣と反対側の片麻痺・半身感覚障害、同名半盲など

・後大脳動脈の閉塞：病巣と反対側の半身感覚障害、病巣と反対側の軽度の片麻痺、運動失調、錐体外路性の不随意運動（舞踏運動、アテトーゼ※）など

・椎骨動脈および脳底動脈の閉塞：両側性運動麻痺や感覚麻痺、球麻痺など

※アテトーゼ：ゆるやかな、体をねじるような運動

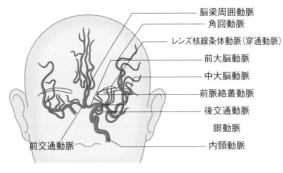

脳梁周囲動脈
角回動脈
レンズ核線条体動脈（穿通動脈）
前大脳動脈
中大脳動脈
前脈絡叢動脈
後交通動脈
眼動脈
前交通動脈
内頸動脈

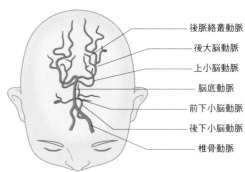

後脈絡叢動脈
後大脳動脈
上小脳動脈
脳底動脈
前下小脳動脈
後下小脳動脈
椎骨動脈

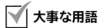
【 ラクナ梗塞（小窩巣性梗塞） 】

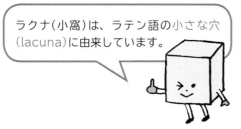

> ラクナ（小窩）は、ラテン語の小さな穴（lacuna）に由来しています。

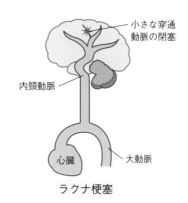

ラクナ梗塞

　被殻、視床、尾状核、内包、放線冠などの脳の深部に生じる、いわゆる穿通動脈の梗塞で、大きさは直径15〜20mmまでです。

　主な原因は、脳の小動脈のアテローム硬化、小塞栓、リポヒアリノーシス（脂肪の結晶化）による血栓があり、多くは高血圧を合併します。

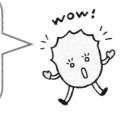

> 明らかな症状が見られずに、徐々にラクナが多発した結果、仮性球麻痺（嚥下障害、構音障害、呼吸障害）、深部反射亢進、小股歩行、四肢の痙縮、知能低下、感情障害、尿失禁などが出現します。

【 心原性脳塞栓症 】

　心臓や大血管内に生じた栓子（血栓・血液凝固塊）が、血流によって脳内動脈に運ばれて閉塞を引き起こし、灌流域に梗塞が生じた状態です。

> この栓子はほとんど、心臓内や頸部動脈（内頸動脈、椎骨動脈）、大動脈弓の血栓から離れたものです。

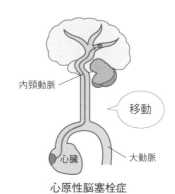

心原性脳塞栓症

　発症から症状発現までの時間が非常に短く、数秒ないし数分で症状が現れ、発作は昼夜を問わず起こり得るという特徴があります。

49 脳血管障害の病態生理3：脳出血①

①脳出血を起こすとどうなるの？

脳出血とは、脳に血液を供給している血管が破れて出血することです。

脳出血

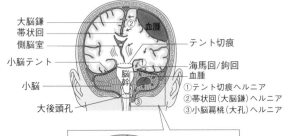

大脳鎌
帯状回
側脳室
小脳テント
小脳
大後頭孔

②血腫
テント切痕
海馬回/鉤回
血腫
①テント切痕ヘルニア
②帯状回（大脳鎌）ヘルニア
③小脳扁桃（大孔）ヘルニア
脳幹

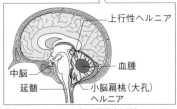

上行性ヘルニア
血腫
小脳扁桃（大孔）
ヘルニア
中脳
延髄

上行性ヘルニアと小脳扁桃（大孔）ヘルニア

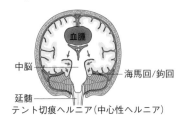

血腫
中脳
海馬回/鉤回
延髄

テント切痕ヘルニア（中心性ヘルニア）

出血の規模は、小血腫から、脳内にとどまらず脳室まで達する大出血（脳室穿破）まで、さまざまです。

出血に際して神経組織が破壊されます。また、出血によって脳組織内に水分が異常に貯留し（脳浮腫）、血腫という空間占拠物質ができることで、頭蓋内の容積が増えます。

> 頭蓋内の容量自体は不変ですから、その影響で、脳圧が亢進し、脳組織が本来の部位から他の部位へ押し出されてはまり込む「脳ヘルニア」を引き起こすこともあります。中でも、テント切痕ヘルニアや小脳扁桃（大孔）ヘルニアは致命的となります。

脳出血の一般的な症状として、頭痛、嘔吐、神経機能障害〔意識障害、麻痺（痙性）〕、感覚障害などがみられます。

また、発作は日中活動時に起こりやすく、排便・排尿時に起こることがあります。

> 発症前より高血圧に罹患している例が多く、高血圧は危険因子として重要です。

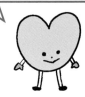

②脳出血はどの部位で起こりやすい？

主に皮質下出血、被殻出血、視床出血、橋出血、小脳出血などがあります。

【 皮質下出血 】

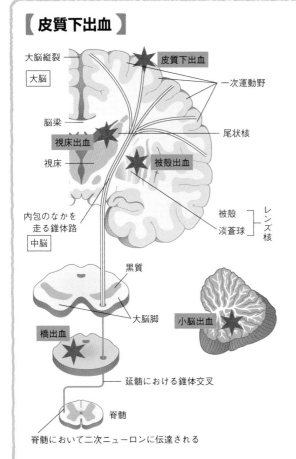

皮質下出血は、大脳皮質下、中大脳動脈皮質枝の出血です。脳出血全体の5〜10%とまれです。病巣の部位により、先に解説した大脳皮質の構造や機能に対応した障害が現れます。

・一次運動野：随意運動に対応する病巣（錐体交叉により反対側）の運動障害

・一次知覚野：皮膚、筋、関節、内臓器官などの刺激に対応する病巣（錐体交叉により反対側）の知覚障害

・前頭連合野：知能低下（記憶、計算）、見当識障害、人格崩壊、運動性失語などの出現

・頭頂-後頭-側頭連合野：身体の失認・失行、構成失行、感覚性失語などの出現

・一次視覚野：皮質性の同名半盲（両眼の同側視野の欠損）の出現

・一次聴覚野：皮質聾（聴覚路の障害により生じた難聴）の出現

どの部位であれ血腫が大きくなると、間接的に他の部位を圧迫します。そのため、たとえば大脳皮質の下部にある錐体路が障害されると、病巣と反対側の片麻痺、半身感覚障害が出現します。

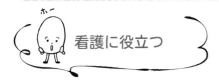

看護に役立つ　　　障害部位と麻痺

錐体路は延髄で交叉するため、障害部位とは反対側に麻痺が出現します（右脳の脳出血では左側の片麻痺が出現）。これらの運動神経は、大脳皮質運動野から脊髄に走行する上位ニューロンと、脊髄（前角細胞）から走行して筋肉を支配する下位ニューロンの、大きく2つに分けられます。上位ニューロンの障害では中枢性麻痺、下位ニューロンの障害では末梢性麻痺が出現します。脳血管障害における運動性麻痺は中枢性麻痺です。

50 脳血管障害の病態生理4：脳出血②

【被殻出血】

被殻におけるレンズ核線条体動脈（とくに外側線条体動脈）からの出血で、最も頻度の多い脳出血です。

血腫が錐体路が通る内包を障害するため、病巣と反対側の片麻痺が出現します。ほぼ同じ部位に、視床から一次感覚野への感覚路があるため半身感覚障害、また脳神経への下行路も錐体路を通っているため、脳神経麻痺なども生じます。

また、注視中枢の麻痺で両目とも患側を視る共同偏視が出現するほか、両眼の同じ側の視野が欠ける同名半盲（左の被殻出血では右側の同名半盲）、失語（病変が優位半球にある場合）が出現することがあります。

片麻痺は痙性（筋の緊張を伴う）ですが、内包後脚が完全に破壊されると弛緩性（筋の緊張が消失）になります。なお、脳室穿破例は昏睡に陥って二次的な脳幹障害を伴い、予後不良です。

【視床出血】

視床穿通動脈、視床膝状体動脈、前脈絡叢動脈からの出血で、内包の内側の血腫（いわゆる内側型の血腫）です。脳出血全体の30～35％を占めます。

被殻出血と同様に、血腫が錐体路を通る内包を障害するため、病巣と反対側の片麻痺・半身感覚障害・脳神経麻痺が生じます。そのため、被殻出血と異なる臨床所見は瞳孔に変化、つまり病巣側の縮瞳が見られることがあったり、意識障害例では眼球が下方に共同偏位したり、鼻先を見つめるような眼位をとったりすることがあります。

限局性のものは予後良好ですが、脳室や視床下部に及ぶと予後不良です。

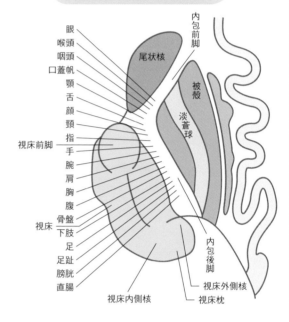

内包内の皮質脊髄路、皮質延髄路の神経走行

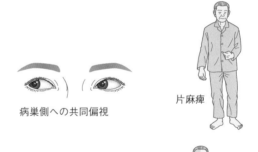

病巣側への共同偏視

片麻痺

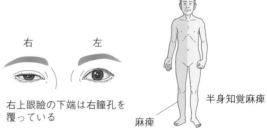

右　左

右上眼瞼の下端は右瞳孔を覆っている

半身知覚麻痺

麻痺

【 橋出血 】

　椎骨動脈や脳底動脈より分岐した後下小脳動脈、前下小脳動脈からの出血で、脳出血全体の3〜6％です。

　橋は、大脳と延髄・脊髄を結ぶ大切な部分で、大きな橋出血ではその連絡が断たれるため（除脳）、典型例では数分で昏睡に陥って四肢麻痺、除脳硬直を呈します。

　眼球は正中位にあって著しい縮瞳を呈しますが、対光反射は保持されています。

　小さな橋出血では片麻痺のみの場合もありますが、大きな橋出血は、脳出血のなかでも最も予後不良です。

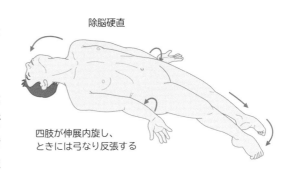

除脳硬直

四肢が伸展内旋し、
ときには弓なり反張する

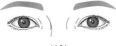

縮瞳

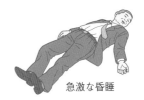

急激な昏睡

眼球が急速に下方に向かい（下転）、ゆっくりと上方に向かう（上転）する ocular bobbing を呈することもある

【 小脳出血 】

　上小脳動脈や後下小脳動脈の出血で、脳出血全体の2〜5％です。小脳は、上行性および下行性の神経線維によって脊髄や中脳と交通しており、橋を介して大脳や平衡器（前庭、蝸牛、内耳）とも連絡しています。小脳は姿勢や平衡維持、スムーズな運動を調節しているため、発症時に意識障害がなく、四肢麻痺がないにもかかわらず起立や歩行が著しく障害されているのが特徴です（小脳性運動失調）。

　また、小脳は嘔吐中枢などのある脳幹部に近接していることから、出血時には激しい嘔吐、後頭部痛、回転性のめまいなどが発症します。

起立・歩行不能

嘔吐

めまい

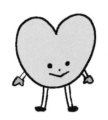

さくいんを活用して
学習したい項目から
読んでも OK！

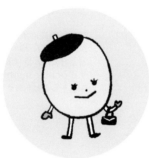

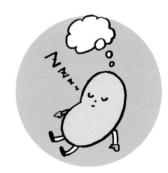

さくいん

病態生理をひとつひとつわかりやすく。

編集：Gakken看護書籍編集室

編集協力：大内ゆみ
ブックデザイン：山口秀昭（Studio Flavor）
カバーイラスト：坂木浩子、秋葉あきこ
本文イラスト：秋葉あきこ、日本グラフィックス
DTP：グレン